地域・在宅 看護実習 ハンドブック

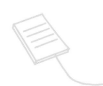

編集　尾﨑　章子

中央法規

はじめに

　実習は、皆さんにとってかけがえのない財産を得られる機会です。実習で体験した出来事、受けもたせていただいた患者さんは、歳月を経ても新鮮に思い起こされるほどです。しかし、実習は教室で講義を受けるのとは異なり、慣れない環境での不安や緊張もあるでしょう。しかも、地域・在宅看護実習の場は主に学外の施設であり、教員が常に側にいる環境ではありません。加えて、訪問看護では、療養者さんのプライベートな生活空間に出入りすることになります。学外の実習では、ご指導いただく方々はもちろん、療養者さん・ご家族と良好な関係を築くことが、充実した実習を展開する基盤となります。皆さんには学ぶ者としての謙虚さ、積極性、倫理的態度、自律した姿勢が求められます。

　本書は、学生の皆さんの学外実習への不安をできる限り取り除き、実りある学修となるためのエールを送れればとの思いから生まれました。地域・在宅看護論で特に重要視されていること、地域・在宅看護実習においてぜひ学んでほしいポイント、実習前・実習中・実習後で皆さんが抱く戸惑いや疑問について解説しています。教科書とは異なる観点から書かれていますので、ぜひ実習前に一読しておくことをおすすめします。

　2020年に指定規則および指導ガイドラインが改正され、新しいカリキュラムとなり、「在宅看護論」は「地域・在宅看護論」に改められました。新カリキュラムでは、地域・在宅看護論の実習施設や実習時期は教育機関によって異なると考えられます。本書は、実習施設の多様化や低学年での実習にも対応できるよう工夫しています。

　自明のことではありますが、教育機関にはそれぞれの教育の方針や内容、指導方法がありますので、本書の記述内容が当てはまらない箇所もあります。必要に応じて、各教育機関の方針や実習施設の実情に合わせてご活用ください。

　皆さんにとって地域・在宅看護実習が充実したものになりますよう、執筆者一同、応援しています。

2021年10月

尾﨑章子

目次

第2部　こんな時、どうする!?　実習で困った時のQ&A

第1部

実習で困らない！
地域・在宅看護実習の基本

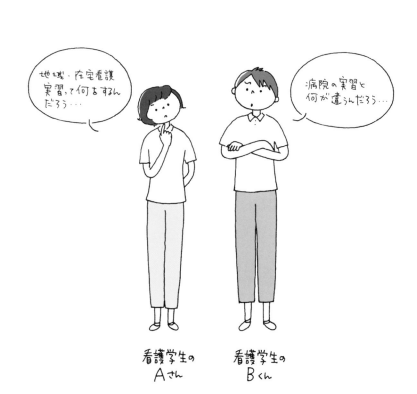

第1章

地域・在宅看護実習で
何を学ぶか

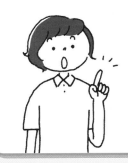

　地域の多様な場で療養する人々を対象に、必要な治療やケアが地域のなかで継続して行われ、いのちと暮らしの連続性が保たれ、その人らしく生活できるよう支援することが求められています。そのためには療養者・家族の生活の基盤である「地域（コミュニティ）」にも目を向けることが必要です。

1 在宅看護論から地域・在宅看護論へ

1）地域包括ケアの時代に求められる看護

　たとえ病や障害があっても、社会に参加したい（仕事を続けたい、学校に通いたい）、住み慣れた環境で最期まで暮らしたいという人々の願いはごく自然なことです。地域包括ケアシステムは、このような人々の希望や価値観に沿うものといえます。一方で、人口の急速な少子高齢化や疾病構造の変化は、医療システムに大きな変革をもたらしました。医療の目的は疾病の治癒・完治から、生活の質を高める支援に転換[1]し、療養の場も医療機関だけでなく、自宅や施設などに広がりました。いわば、「まち全体がケアのある暮らしの場」[2]といったイメージでしょうか。

　人は地域に生まれ、育ち、学び、働き、老いていきます。病や障害によって医療機関に入院しても治療という目的を終えたら、再び地域に戻ってきます。つまり、人々の生活の基盤は地域であり、治療の必要性に応じて入院するという考えに変化しました。

　医療機関で働く看護師も、退院後も治療の継続が必要な療養者が、地域においてどのような生活を送るのかを念頭において、施設内での看護を提供することや、療養の場の円滑な移行を支援することが当たり前になりました。地域包括ケアの時代の看護には、地域の多様な場で療養する人々を対象として、必要な治療やケアが地域のなかで継続して行われ、いのちと暮らしの連続性が保たれ、コミュニティのなかでその人らしく生活できるよう支援することが求められています。

2）地域・在宅看護論で何が変わるか

　ここでは、地域・在宅看護論において大きく変わると考えられる点を中心に述べたいと思います。

(1) 科目「地域・在宅看護論」の位置づけ

　前述したような社会の変化を背景に、看護基礎教育も病院中心の学習から、人々が

地域で生活・療養することを看護の基盤に据えた学習にシフトする必要性が生じました。人々が地域で自分らしく生活していくために、地域包括ケアシステムのなかで、看護がいのち（医療）と暮らし（生活）を支える役割を担うことを重視した学習です。地域・在宅看護論はその流れに位置づけられた科目です。

（2）地域・在宅看護の対象は？

地域・在宅看護の対象は、療養者を含めた地域で生活する人々とその家族とされています[3]。実際には、支援の中心は地域において病や障害とともに生きる人々と家族でありましょう。療養者は、「患者」ではなく「生活者」として地域で暮らしています。そして、住み慣れた環境で自分らしく生活していくことを支援するという視点で考えると、療養者・家族のみを対象としているだけでは不十分で、療養者と家族を取り巻くコミュニティ・地域も視野に入れる必要があります。地域包括ケアでは、看護師も人々の生活の質を高める支援を行ううえで、「地域（コミュニティ）」に目を向ける必要があります。そこでは「人々が生活者として地域（コミュニティ）でどのような暮らしを送っているのか」「生活の基盤としての地域（コミュニティ）は人々にとってどのようなものであるのか」についての深い理解が求められます。

（3）「地域」にどのように目を向けるか

では、地域・在宅看護では「地域」をどのように捉えたらよいでしょうか。療養者・家族の視点からみると、ふだん買い物に行くスーパーやサービスを利用する施設、保育所や学校といった日常の活動や交流の範囲が想定されます。サービス提供者側の視点でみると、事業活動を行ううえで療養者の自宅や関係機関があるエリアが想定されます。

地域包括ケアシステムは、英語で community-based integrated care system といい[4]、community-based は「コミュニティをベース（基盤）にした」「コミュニティで展開される」という意味です。ここでのコミュニティは、単に地理的な地域だけでなく、共通の価値や規範、連帯をもった人々の集団をも意味します。地域・在宅看護における「地域（コミュニティ）」は、「地域（コミュニティ）そのものを看護の対象」とするよりも、「生活の基盤としての地域（コミュニティ）」「個人との間で相互作用する環境としての地域（コミュニティ）」であるように思います。

（4）「地域」にどのようにかかわるか

💬 住民と協力して「互助」を育てる

地域包括ケアシステムが効果的に機能するためには、4つの助（「自助」「互助」「共助」「公助」）の役割が重要です。「自助」はもちろんですが、例えば近隣の人や自治会による独居の認知症高齢者の見守りやゴミ出しの手伝いなど、住民の理解と協力による「互助」は暮らしを営むうえで不可欠です。住民とともに一緒に考え、決定を共有し、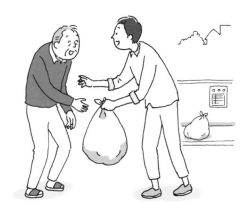
互いに学び合う姿勢（住民との対等なパートナーシップの形成）が求められるでしょう。

また、地域の集いや憩いの場としてのイベントスペースを併設したり、地域の人々と一緒にカフェを開催する訪問看護事業所が少しずつ増えつつあります。このような看護師が住民の身近にいる活動は、住民間の「互助」、すなわちソーシャル・キャピタルを育むことにつながるものと考えられます。

💬 地域のケアのしくみづくりに参画する

「生活の基盤としての地域」「個人との間で相互作用する環境としての地域」への働きかけについて考えてみたいと思います。療養者が安全にその人らしく暮らしていくうえで、地域の医療や福祉、介護などの社会資源を活用する人は多いです。しかし、療養者を支えるためのサービスがその地域にない場合には、日ごろ築いている関係機関や関連職種とのネットワークをいかし、その地域の問題を共有して智恵を出し合い、解決に導くといったアプローチが必要です。このようにして地域において新たに生み出されたサービスや社会資源が、目の前の療養者・家族に還元され、さらに療養者・家族からのフィードバックを得て、その地域でのケアの水準がより良いものになり、他の療養者にも利用されていくという循環型のしくみづくりです。地域包括ケアシステムでは、看護師が個人のニーズを地域のしくみづくりに反映させ、地域のケアの向上に貢献していくことが必然化するでしょう。

💬 地域の特性に沿った活動を行う

地域包括ケアシステムでは、地域（コミュニティ）のなかの資源（リソース）を把握

し、強みや良さを見出し、活用していくことが
求められます。「地域」とひと口に言っても、
さまざまな地域があります。都市部、地方で
も異なりますし、地方でも離島や中山間地域、
豪雪地域があります。医療資源だけでなく、
自然環境や歴史、文化、交通機関の整備状況、
そして、人々の健康観や死生観も異なります。
看護師に求められる役割も地域によって異な
ります。離島が多い日本では、島内に医療機
関がなく（無医地区）、へき地診療所に看護師

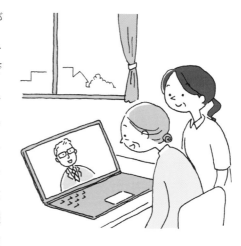

のみが常駐している島があります。このような環境では、看護師がまさにコミュニティ
ナースとして、ICTを活用して本土（本島）にいる医師と連携し、妊産婦から高齢者まで、
疾病予防から緊急時の対応まで、全島民の健康を守る役割を担っています。

　実習期間内で、訪問看護師が「互助」の醸成や地域包括ケアのしくみづくりに参加
している場面を見る機会は少ないかもしれません。地域ケア会議や多職種連携・協働
関連の会議に同席する機会が得られたら、何が議論されているかを聴いて、実習地域
の課題は何かを積極的に考えてみてください。また、実習地域の地域医療構想につい
ても調べてみるとよいでしょう。

（5）「生活者としての地域での暮らし」を見る視点が一層重要となる

　訪問看護は人々の暮らしの場で看護を展開します。地域において療養者がどのような
生活を送るのかを念頭において退院支援する必要があると述べました。では、皆さんは
目の前の患者が退院後、どのような生活を送るのか具体的にイメージできますか。その
方が朝起きてから夜寝るまで（夜間の睡眠中も含めて）健康な時と何が変化したのか、
どのような不自由が生じているのか、その方の目線に立って想像してみましょう。

　病院での療養生活について考えてみると、例えば、食事については、管理栄養士が疾
病に応じた栄養管理をし、嚥下機能や消化機能に合わせた食事形態を整えた食事が運
ばれてきます。看護師は食事をセッティングし、疾病や障害に応じてポジショニングを
整え、自立して食事ができるよう援助します。しかし、自宅ではそのような条件は整っ
ていません。食材を買いにスーパーに行く、メニューを考える、食材を調理する、食材
を保管・管理するという過程が必須となります。自宅からスーパーまでの距離はどのく

らいか、段差や坂道はあるのかなど、食事という点を考えてみても地域での暮らしを理解し、幅広い視野に立った支援が必要となります。

(6)「生活者」としての姿を知る

実際に在宅に訪問すると、病院では見ることのない療養者・家族の姿に出会うでしょう。人工呼吸器を装着して選挙や旅行に出かける、学校に通うなど、病気や障害をもっていてもあきらめることなく自分らしい生き方や可能性を追求している療養者に、支援者側が学ぶものは大きいと感じます。と同時に、在宅という環境が、療養者・家族の生活の質の維持・向上に果たす可能性も実感することでしょう。地域・在宅看護では、「患者」としてではなく「生活者」としてとらえ、尊厳を守り、その人らしい生き方を支援するといった総合的な実践力が問われています。

(7) 主役は療養者・家族

地域・在宅看護では、療養者・家族が主役です。どのような治療を受けたいか、どのような療養生活を送りたいか、療養者の意向や希望をどのように実現できるかについて、ともに考えていく姿勢が重要です。「畑まで歩けるようになりたい（作物の育ち具合を見たい）」「孫の結婚式に出席したい」など希望はさまざまです。時には、在宅療養における希望や目標を引き出していく（見つけていく）のも看護の役割です。看護師は、療養者・家族のパートナーとして、その人のポテンシャルを引き出し、自立した生活が送れるよう支援します。

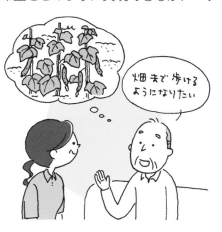

(8) 地域でその人らしく暮らすための連携・協働

地域における療養者の安全・安心な暮らしは、医療サービスのみの支援では成立しません。病や障害をもった療養者が地域で暮らしていくうえでのニーズは健康面だけでなく、生活面、経済面、教育（療育、保育）面など多岐にわたります。医療、介護、保健、福祉、教育などのサービスが単独でバラバラに提供されるのではなく、相互に連携・協働して、切れ目のない支援を行う必要があります。在宅療養では、医師、看護師、薬剤師、

理学療法士、作業療法士、言語聴覚士、ケアマネジャー、介護職、医療機器供給会社の職員など多くの職種が関与し、病院と異なり、それぞれが地域のさまざまな機関や組織に所属しています。いのち（医療）と暮らし（生活）の双方に関わる地域・在宅看護は、多職種で構成されるチームが円滑に機能するよう調整する役割をもっています。

2 これからの地域・在宅看護実習

「地域・在宅看護論」の実習の位置づけや目標、内容について、これから検討段階に入るという教育機関も多いと思います。ここでは現段階で想定される地域・在宅看護実習の位置づけや実習スタイルについて述べたいと思います。

1）学年進行

（1）低学年での実習

これまでの看護基礎教育のデフォルトは「病院で提供される看護」でした。日常生活援助技術も診療の補助に関わる看護技術も「病院内」を想定した教育が行われていました。地域包括ケアの時代には、学修早期から「在宅」を念頭に置いた看護学教育が必要となってきました。低学年での地域・在宅看護実習は、人々が暮らす生活の場を知る、生活の基盤としての地域を知る実習などが考えられます。生活の場で営まれる健康の維持・改善や生活の自立について考察する内容などが考えられます。

（2）高学年での実習

3、4年生での実習は専門教育の一環として行われています。地域・在宅看護の対象の多様性と個別性の理解、療養者・家族が望む生活の実現・生活の質の向上、生活の場における療養支援、地域・在宅看護の役割などについて考察する実習が考えられます。

2）生活の場

これまでの実習は訪問看護ステーションを通じて療養者の自宅に訪問させていただく実習スタイルが主でした。看護が提供される機関も看護小規模多機能型居宅介護事業所、サービス付き高齢者向け住宅、グループホーム（認知症対応型共同生活介護）、学校、地域包括支援センターなどに広がりました。地域・在宅看護実習もこのようなさまざまな場における療養支援や看護の役割、多職種・多機関との連携について学修する機会が

増えると考えられます。

3）実習スタイル

　訪問看護師とともにさまざまな療養者の自宅に訪問させていただき、療養者・家族の療養状況や看護師の関わりを見学する実習（見学中心の実習）の他、事例を担当し、複数回訪問して看護過程を展開する実習、長期間（4年間）に定期的かつ継続的に高齢者宅を訪問して、高齢者の機能低下を予防するアウトリーチ体験型の実習[5]など、効果的な実習スタイルが考案されていくと考えられます。

【文献】
1）日本学術会議臨床医学委員会老化分科会：超高齢社会のフロントランナー日本—これからの日本の医学・医療のあり方．平成26（2014年）年9月30日．2014.
　http://www.nakatsu.saiseikai.or.jp/department/wp-content/uploads/sites/3/2013/10/20140930SCOJ.pdf
2）山崎亮：ケアするまちのデザイン—対話で探る超長寿時代のまちづくり．pp9-40, 医学書院．2019.
3）厚生労働省医政局看護課：看護基礎教育検討会報告書．平成元年10月15日．2019.
　https://www.mhlw.go.jp/content/10805000/000557411.pdf
4）高橋紘士：地域包括ケアシステムへの道．高橋紘士編：地域包括ケアシステム．pp2-11, オーム社．2012.
5）大分県立看護科学大学：看護学生による予防的家庭訪問実習を通した地域のまちづくり事業　平成28年度地（知）の拠点整備事業報告書．2017.

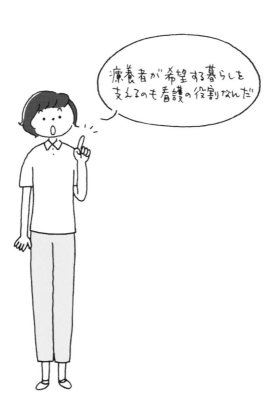

第2章

地域・在宅看護実習の心構えと倫理

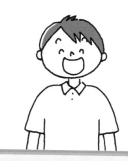

　皆さんは地域での実習ははじめてですか？　地域・在宅の実習は療養者や住民の「生活の場」やそれに準じる「生活を支える場」です。そのような場や施設における実習ではどのようなふるまいや心構えが必要か一緒に考えてみましょう。

1 地域・在宅看護実習の心構え

1) 外部施設である実習先でのふるまい

　皆さんの今までの実習地は主に病院でしたか？　すでに地域で実習したことがある方もいるかもしれませんが、地域・在宅看護実習はすべて学外であり病院ではない地域の施設となります。そこでのふるまい、心構えを考えてみましょう。

遅れずに施設にたどり着きましょう

　実習施設は事前に調べましたか？　あなたが向かうのは訪問看護ステーションですか？　居宅介護支援事業所ですか？　それともデイサービスでしょうか。多くの学校では、教員は実習施設まであなた方を引率することはできません。あなたは事前にその施設がどこにあるのか、どのような交通手段で行くのか、自宅からどのくらい時間がかかるのか等、調べておく必要があります。できれば事前に一度行ってみましょう。雨が降るともっと時間がかかるかもしれません。余裕をもって実習施設にたどり着けるような計画を立ててください。

　初日から遅刻をすると大変焦ります。気持ちが落ち着かず、その日は実習どころではなくなってしまうかもしれません。まずは無事に実習施設にたどり着くこと。これが大事です。ただし、どのような施設（どのようなサービスを提供するのか、どのような制度で運営されているのか）かも理解して行ってくださいね。知識のなさは不安を生みます。余裕をもって実習に臨むためには、すでに学習した内容の振り返りや事前調べが役に立ちます。

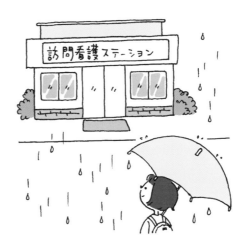

多くの機関や人々が関わっています

地域における多くの実習施設は多職種が関わっていることが多く、デイサービスなどは看護職だけでなく、介護職やリハビリテーション職、栄養士なども同じ職場で勤務しています。それぞれの職種はどのような専門性をもっているのか、どのような役割をもっているのか事前に調べていきましょう。知識があれば質問も違ってきますから、職員があなたをみる目が変わってくると思います。

あなたは学校を代表しています

好むと好まざるとにかかわらず、あなたはあなた自身の名前で実習施設の職員や療養者に認識されるというより、「○○大学の学生さん」「○○看護学校の学生さん」と認識されます。あなたのふるまいは、「○○看護学校の学生さんはとても礼儀正しかった」「○○大学の学生さんはスマホを実習中に見ていた」など、学校の評価につながってしまうこともしばしばです。学校を背負っているということも忘れずにいましょう。

あなたは看護学生として見られています

さらに、あなたは1人の若者ですが、周囲からは1人の看護学生です。実習で行っているのだから当たり前ですね。皆さんにも個性があり、口下手な人や人見知りの強い人もいることでしょう。ですが、看護の道を志すのであれば「私の事情」だけではなく、「相手からどう見られているか」に配慮する必要があります。なぜなら、あなたの雰囲気や言動を療養者は意味解釈し、「あの人は話しやすい、話を聞いてくれそう」や「あの人は怖そうだから本音は言わない」など、相互作用に大きく影響するからです。学生のうちから自分の表情、態度、出している雰囲気などに気を配ることが重要です。

身だしなみは大丈夫ですか

看護学生として見られるということは、周囲はあなたに「看護学生らしく清潔で小ざっぱりとした服装」や「華美な装飾品は身に着けていない」ことを期待します。普段実習している病院でも当然求められていると思いますが、学外施設実習も全く同様です。多くの学校は学外でのユニフォームをもっていない場合が多いと思いますので、「実習にふさわしい格好」をして行くことが求められることもあるでしょう。次の点に気をつけてください。

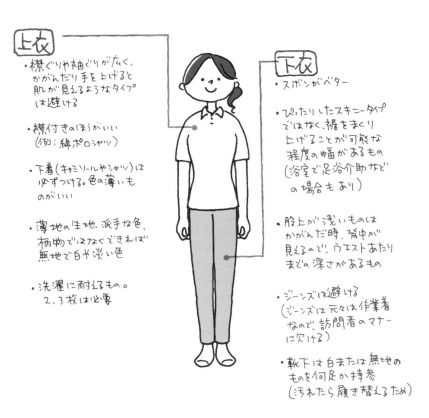

上衣
・襟ぐりや袖ぐりがなく、かがんだり手を上げると肌が見えるようなタイプは避ける

・襟付きのほうがいい（例：綿ポロシャツ）

・下着（キャミソールやシャツ）は必ずつける。色の薄いものがいい

・薄地の生地、派手な色、柄物ではなくできれば無地で白や淡い色

・洗濯に耐えるもの。2、3枚は必要

下衣
・ズボンがベター

・ぴったりしたスキニータイプではなく、裾をまくり上げることが可能な程度の幅があるもの（浴室で足浴介助などの場合もあり）

・股上が浅いものはかがんだ時、背中が見えるので、ウエストあたりまでの深さがあるもの

・ジーンズは避ける（ジーンズは元々は作業着なので、訪問者のマナーに欠ける）

・靴下は白または無地のものを何足か持参（汚れたら履き替えるため）

💬 挨拶は信頼関係構築の第1歩

　短い期間に、職員や療養者等と関係をつくるのはやさしいことではありません。ですが、挨拶をきちんとすることは関係構築の第1歩となります。自己紹介や日常儀礼程度の挨拶をきちんとすることを心がけましょう。

💬 聞かれたことには答えましょう

　コミュニケーションはキャッチボールです。職員や実習指導者に聞かれたことに答えること、これは基本です。「わかっているのか、わからないのか、わからない」と、周囲の人はあなたに積極的に関わろうとしなくなってしまうかもしれません。実習は短い期間です。職員たちから教えてもらえることはたくさんあるはずです。

💬 移動の時間は貴重な時間

　地域性もありますが、療養者宅に車で訪問している訪問看護ステーションで実習を行う場合、同乗させてもらうことが多くあります。その間、何も話さず聞かず、無言の時

間で過ぎてしまうのも大変もったいないです。「記録にはない療養者の人生」「看護師のケアに込めた思い」「なぜ訪問看護師になったか」など、沢山のことを聞きましょう。あなたも訪問看護に興味がわくかもしれません。

💬 記録中・休憩中も気を遣って

実習施設には学生専用の記録部屋などないことが多く、他の職員と一緒、狭いスペースであることも珍しくありません。大声でのおしゃべり、スマートフォンをいじることなどは謹んでください。むしろ職員たちがどのような会話をしているのか、帰って来た訪問看護師が何をしているのかなどを注意して見てみましょう。療養者宅で行うケアだけが訪問看護ではないことがわかるはずです。

2) 生活の場である実習先でのふるまい

どこで実習するにせよ、地域・在宅看護実習は「生活の場」が実習の場です。療養者・家族が今まさに生活、暮らしているところもありますし、暮らしの一部になっている場合もあります。そのような場における実習で大切なことを考えてみましょう。特にここでは訪問看護など療養者の自宅に訪問する場合を考えてみます。

💬 私たちはゲストです

病院は医療のテリトリーです。患者はある目的（治療や検査、手術など）をもって入院して来ていますが、自分の暮らしを持ち込むことはできません。そういう意味では患者がゲストといえます。一方、生活の場は住民（この場合は療養者）が主役でありホストです。私たち訪問者がお客様でありゲストなのです。皆さんは親戚や友達の家にお邪魔することがあったと思いますが、この実習で、はじめて知らないよそ様のお宅に訪問します。暮らしぶりは百人いれば百通りです。私たちの価値観や基準で判断し評価することは避けなければなりません。

💬 ゲストとしてのマナーを守りましょう

皆さんのお宅に知らない人が訪ねてきて、インターフォンが鳴ったと思ったら、いつのまにかその人が居間にいた、などという経験はありますか？　そんな人がいたら、不審者として通報するかもしれませんよね。いくら同行する訪問看護師がサービス提供

者であり、関係性ができていても、初
回訪問の際は、インターフォンを押し、
返事があるまで外で待ち、「どうぞ」と
言われてから玄関に入り（コートを着
ていたら玄関に入る前に脱ぎ）、挨拶を
して許可を得てから靴を揃えて家のな
かに入ったはずです。

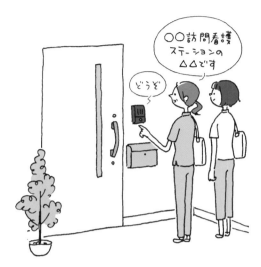

　また、「今日同行訪問した訪問看護師
さんは、インターフォンを押したら『訪
問看護師です』と言って家のなかに入
りました」という場面に遭遇すると思
います。それは介護者が高齢で、玄関まで迎えに出るのが大変といった事情が関わりの
なかでわかったので、そのような行動をとっているのです。しかし、「親しき仲にも礼儀
あり」であることはもちろんで、許可を得ないで冷蔵庫を開けるといった行為は慎むべ
きです。訪問者であることの自覚とマナーを理解した言動が信頼関係をつくっていきま
す。訪問途中で雨に濡れた看護師が、濡れた靴下のまま家にあがり、その後訪問を断ら
れたということがありました。皆さんもぜひ考えながら行動してください。

🗨 療養者と家族にはその家のルール（文化）があります

　「暮らしぶりは百人いれば百通り」と書きました。しかし皆さんは、ほとんど自分た
ちの暮らしぶりしか知らないと思いますので、判断の基準は自分たちの暮らし方になる
と思います。実はサービスを受ける療養者には経済的な困窮世帯もあれば、豪華なお屋
敷に何不自由なく暮らす人もいます。毎日掃除する人もいれば、室内にはさまざまなも
のが散乱しているという人もいるでしょう。皆さんの基準から評価すれば、「もっと片
付けておくべき」や「療養の場なのだからネコがベッドにいるのは不潔である」といっ
た気持ちが湧き上がることもあるでしょう。しかし、暮らし方はその家の住民のものです。
家族の歴史やおかれた状況、家族成員の性格など多様な要素に裏づけられたルールが
ありますし、それはその家の文化といえます。私たちはまずその文化を理解するところ
からはじめなければ、適切な看護を提供することはできないといえます。私たちはあく
までも医療者として暮らしを支えるサポーターであり、暮らしの主役はその家の住民で
あることを忘れてはいけません。相手の人生・暮らしを尊重することが重要です。私た

ちの価値観で評価することはやめましょう。

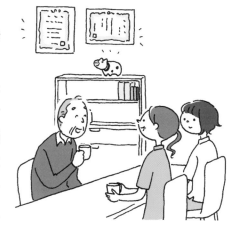

家のなかの様子から何を大事にしてきた方なのかを想像しましょう

訪問看護師は訪問するとそっと家のなかを見回します（じろじろとではなく）。壁に掛けてある賞状や旅行の記念品など、その家の歴史や文化を表すさまざまなお宝が家のなかにはあふれています。そこから話のきっかけをつかむこともできます。何を大事にしてきた方なのか、どのような人生を歩んでこられた方なのかを想像し、その話題に触れた時の表情を見逃しません。嬉しそうにその話に乗ってくる時、療養者にとって大事な輝く時の思い出であることがわかります。地域・在宅看護はQOLの向上支援です。幸せな時をもてるような話題づくりや働きかけはとても重要です。

また、時には家のなかの様子（時には外の様子からも）から、体調の変化を察知する場合もあります。「いつもきれい好きな方なのに、今日はあまり片付いていない。ここ数日は体調が悪かったのかな？」など。訪問したら療養者の状態ばかりに目を向けず、暮らし全体をみようとする姿勢を身につけましょう。

私たちはサポーター、医療従事者と療養者・家族の関係は対等です

訪問看護師はお客様、ゲストではありますが、医療従事者として暮らしを支えるサポーターです。その家の暮らし方を否定したり批判するだけでは受け入れてはもらえませんが、「できるだけ長くこの家で暮らしたい」という願いがあるならば、その願いを叶えるためには生活習慣やケアの方法を変えたり、助言が必要な部分もあるでしょう。それらを押しつけるのではなく、本人たちが納得して選べるような関わりが求められます。単なるイエスマンでもなく、専門家なのだから言うことを聞くべきというパターナリズムでもなく、人間対人間として、支援者・サポーターとしての立ち位置と関わりはどうしたらいいのか、訪問看護師も悩んでいるかもしれません。皆さんも訪問看護師の関わりを見ながら、一緒に考えてみてください。

関わっている方々との連携に注意を払いましょう

　生活を支えるためにはさまざまな職種、機関が連携しながら関わっています。訪問看護師だけの動きを見るのではなく、どのような機関や職種が関わっているのか、どのように情報を共有しているのか等に注意を払い、在宅ケアシステムの実際を体験的に学びましょう。地域に目を向ければ、その地域の地域包括ケアシステムについても学ぶことができます。

きっと楽しい実習になるはずです

　知らないことを知るのはとても楽しいことです。療養者の人生や暮らしを知り、それを看護がどのようにして支えているのか、病院の支え方と共通するところもあれば、少し異なるところもあるでしょう。ぜひ、この実習から看護の奥行の深さや可能性の広さを感じ取っていただきたいと思います。きっと楽しい実習になると思います。いつか、地域・在宅へという思いをもってくれることも期待したいです。

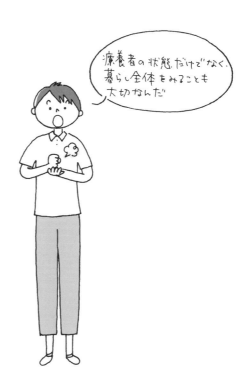

② 個人情報とプライバシーの保護

1）個人情報だらけの実習の場

💬 目にするもの耳にすることは個人情報ばかり

　地域・在宅看護実習の場は生活の場ですから、基本的にすべてが個人情報になるといっても過言ではありません。暮らしは百人百通り、その家の文化ですから、家計の状況から、どのようなものをよく購入し、好んで食べているか、家族関係から親戚との関係までありとあらゆるものが個人情報となります。皆さんはまずそのことを認識する必要があります。

💬 支援に直接必要のない個人情報にことさら関心をよせない

　訪問しているとさまざまな情報が耳に入ってくることがあります。例えば「同居の娘さんは離婚して戻って来たらしい」「どうも誰かと付き合っているらしい」などの情報は看護の支援に直接は関係ありません。ケアマネジャーや訪問看護師として支援を行う際、今後必要になることがないとは言えないかもしれませんが、家族にはその家族だけの歴史があるがゆえに、家族だけの問題やあまり人に知られたくないこともあります。私たちは土足でその家族の抱えていることに踏み込んでいくような真似をしてはいけません。少なくとも学生の立場では必要のない情報ですので、ことさらこのことに関心をよせ、根掘り葉掘り聞くことはやめましょう。

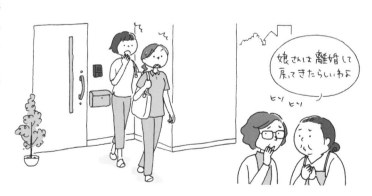

娘さんは離婚して戻ってきたらしいわよ

ヒソ ヒソ

💬 **共有が必要な個人情報はわきまえて扱う**

　例えばその人が大切にしていること、QOL 向上に直結しそうな個人の歴史や家族史などは極めて個人情報ですが、支援者が共有しておくべき情報といえます。もちろんADL などの身体情報や医療情報なども支援に必要な個人情報です。関わっている関係者と本人家族だけが共有する情報ですが、チームとして支援する・関わるためには重要です。その情報を支援のために使うということをはっきりと認識し、取り扱いましょう。ただし、実習記録を書く際、個人が特定されるような記述の仕方はいけません。個人の名前や事業所の名称はイニシャルにするなどの工夫が必要です。

2）なぜ留意する必要があるのか

　あなたは看護学生の立場であるから、普段なら知り得ない住民の個人情報を知る機会を得ました。医療従事者が職業倫理として、その立場だから知り得た情報を漏洩してはいけないということは知っていますね。その情報は私たち個人の関心や興味で取り扱うべきものではなく、医療従事者として果たすべき役割に用いるから把握することを許されているのです。学生であっても同じことです。皆さんがこの情報を用いて看護を学び、将来医療従事者として役割を果たすために、情報の収集や把握を許されているのです。ですから決して知り得たことを簡単に漏洩してはいけません。学生であるからこそ、謙虚に個人情報と向き合いましょう。この問題は住民の人権問題でもあることを認識しておく必要があります。

3）どのような点に気をつける必要があるのか

　現在学生が実習に出向く際、ほとんどの施設では「個人情報保護にまつわる誓約書」に署名・押印することになっています。実習に出るための一連の流れとして軽視せず、そこには何が記載されているか、しっかり事前に読んで把握し、そのうえで押印しましょう。そして約束したことは守る必要があります。特に現代は、SNS で簡単に発信できてしまいます。決して、個人の暮らし・プライバシーを軽い気持ちで発信してはいけません。十分留意してください。

　地域・在宅の実習で出合うことは「ひと様の暮らしぶり」であり、自分の暮らしや価値観と違えば違うほど驚き、人に伝えたくなってしまうという人間の性は残念ながら否

定できません。ぜひ、皆さんの驚きや疑問は指導者や指導教員、カンファレンスなどのなかで伝えてください。逆にそのことを深めていくことから、自分の他者を見る目、何を価値としていたのかなど、自分を知るための振り返りになり、支援を検討することにもつながります。繰り返しますが決して SNS での発信や、公共の場や乗り物のなかでのおしゃべりの材料としないことを厳しく自分に戒めて実習に臨んでいただきたいと思います。

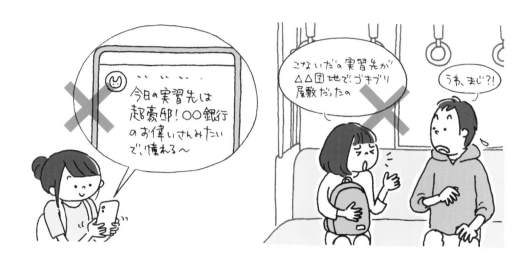

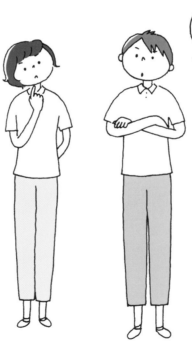

第**3**章

在宅療養者・家族を支える
人々を理解しよう

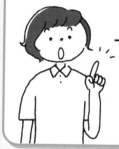

― 実習で学んでほしいこと

　実習では、在宅療養者・家族の健康と生活を支えるために、医療・介護・福祉などの他の職種がとっている役割を学びます。職種間または、看護職と他職種がどのように連携しているのか、臨地で話を聞きましょう。また、会議・情報交換などの様子や臨地で閲覧できるさまざまな記録物の内容から学習しましょう。

1 多機関・多職種が 1つのチームとなって支える

1) 在宅療養者・家族を支えるケアチーム

　療養者・家族のニーズは多種多様であり、その健康と生活を支えるには、医療、介護、福祉など多機関・多職種からの支援が必要です。

　例えば、足の不自由な高齢の母親と軽度の知的障害のある無職の息子との暮らしを想像しましょう。この高齢の女性は、母親として息子を気遣い、簡単な料理などはできますが、足が不自由なため、外出や入浴などは見守りが必要な方です。ケアマネジャー、かかりつけ医、訪問看護師、訪問介護員（ホームヘルパー）、生活保護担当の市町村職員、近所の民生委員などがかかわっています（図1）。現代では脆弱な家族員同士が支え合いながら暮らしていることが増えてきており、多機関・多職種が1つのケアチームになって療養者・家族を支える必要性が高まってきています。

2) チームで支える―実習での学び方

　療養者・家族を支えている多職種の役割やコミュニケーション方法などは、会議や情報共有の状況から学習します。

サービス担当者会議

　療養者が介護保険サービス利用者の場合は定期的にサービス担当者会議が開催されています。ケアにかかわっている人々や療養者・家族が集まり、情報を共有し、ケアプランが適切か、話し合います。ケアマネジャーが調整役となり、療養者の自宅で行われるほか、状況に応じて、通所先の施設や事業所などの場所を使うこともあります。

退院支援カンファレンス

　退院支援カンファレンスでは入院患者が在宅療養に移行する時に、病院で行います。療養者や家族をはじめ、主治医、病棟看護師、退院支援部門の職員など病院側の職員、

ケアマネジャー、訪問看護・訪問介護事業所の管理者、かかりつけ医など在宅ケア側の職員が参加し、退院後に必要な支援内容や連携方法などを話し合います。

地域ケア会議

地域ケア会議では、事例の検討等を通してその地域に共通する課題を見い出し課題の解決策を話し合います。地域包括支援センターや市町村が開催主体となり、その地域の関係職種が参加し、その地域で必要な社会資源について、話し合い、職種間の顔の見える関係づくりを促進します。

多職種連携ノートやモバイルを活用した情報交換

各専門職は、異なる職場で働いているので、ケアチームのなかでの情報交換には工夫が必要です。療養者宅にノートなど設置し、各職種が訪問のたびに気づいたことを記載し、情報を共有しています。最近では、モバイルにコミュニケーションアプリを取り入れて、手軽に情報を交換することも増えてきています。

図1 足の不自由な高齢の母親と軽度知的障害のある息子の生活を考える

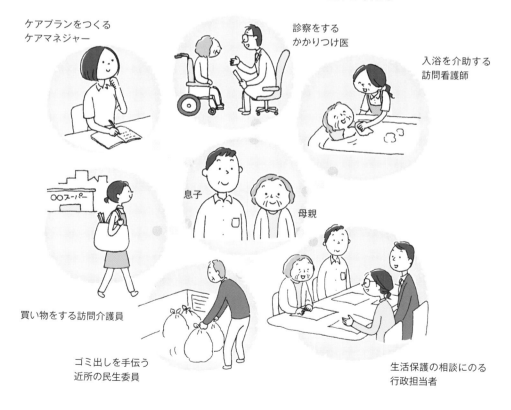

ケアプランをつくる
ケアマネジャー

診察をする
かかりつけ医

入浴を介助する
訪問看護師

息子　母親

買い物をする訪問介護員

ゴミ出しを手伝う
近所の民生委員

生活保護の相談にのる
行政担当者

2 医師との連携

1) 在宅療養者・家族を支える医師

　医療の機能分化が進むなか、基幹病院や診療所ならびに各機関の医師の役割が多様化してきています。療養者・家族を支えるために、病院、診療所や各診療科などから複数の医師が関わっていることがあります。療養者には高齢者が多く、複数の疾病があることから総合的な治療が必要であったり、療養期間が長くなると病期に応じた専門的な治療が必要になることが多いためです。

　例えば、ある療養者が訪問看護を利用しながら、がん専門病院に化学療法のために間欠的に入院して過ごしている場合、がん治療の大きな方針はがん専門病院の主治医が判断し、生活習慣病など日常的な診療については近隣の診療所のかかりつけ医が判断するなど、医師同士が連携して診療を提供しています。介護保険の要介護認定をうける際に必要な主治医意見書は、かかりつけ医が記載することが多いです。

2) 医師との連携－実習での学び方

　療養者・家族への医師の治療方針やケアチームにおける医師との連携方法などは、診療場面で指示書等の記録内容から学習します。

💬 外来診療への同行

　地域・在宅看護論（実習）では、学生が病院の外来診療に同行することがあります。例えば、地域包括支援センターなどでは、理解力がやや低下している一人暮らし高齢者などに職員と外来診療に同行することがあります。特に、服薬内容を変更したり、医師より、治療方針や検査結果の説明をうけたりする時には、職員が本人や家族に了解を得たうえで診療場面に付き添い、その内容を把握していることがあります。

訪問診療

外来通院が困難な療養者の場合、かかりつけ医より訪問診療を定期的に受けていることがあります。訪問診療では、診察のうえ、服薬処方、検査、医療処置を行います。訪問診療の一般的な頻度は、2週間に1回程度です。訪問診療は計画にもとづいて提供されるものですが、往診は、療養者の症状が急変した時に療養者などの求めに応じて医師が緊急的に訪問し診療を行うことをさします。

訪問看護指示書等

訪問看護では医療保険・介護保険双方とも医師による訪問看護指示書が出され、訪問看護師は主治医に看護計画や報告を書面で伝えます。そのほかに、特別訪問看護指示書（急性増悪時など）や在宅患者訪問点滴注射指示書があります。訪問看護指示書には主たる傷病名のほか、使用している医療機器、処方内容や医師の指示が記載されています（160～161頁参照）。

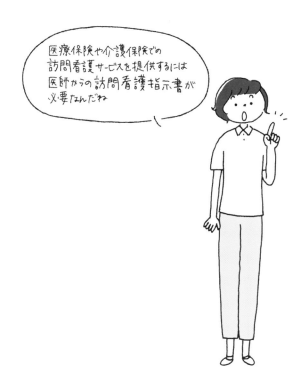

医療保険や介護保険での訪問看護サービスを提供するには医師からの訪問看護指示書が必要なんだね

③ ケアマネジャーとの連携

1) 在宅療養者・家族を支えるケアマネジャー

　療養者・家族が利用する社会資源は多種多様であること、専門化してきていることから、介護保険制度では、ケアマネジャー（正式名称：介護支援専門員）が社会資源を調整しており、この調整をケアマネジメントといいます。原則として、表1の通り、要介護者に対するケアマネジメントは、居宅介護支援事業所、要支援者等に対するケアマネジメントは地域包括支援センターで行われています。

　ケアマネジャーの主な業務には、①要介護認定の申請手続きのすすめや代行、②サービス計画作成やモニタリング、③居宅サービスの支給限度基準額に配慮した給付管理などがあります。

　なお、介護保険制度以外のケアマネジメントは、決まった職種があるわけではなく看護職や相談員、ケースワーカー、社会福祉士などが行っています。

表1 在宅分野の介護保険制度のケアマネジメント

ケアマネジメント （正式名称）	対象者	提供する事業所	対象とする給付内容
居宅介護支援	要介護者	居宅介護支援事業者	介護給付
介護予防支援	要支援者	介護予防支援事業者 （地域包括支援センター）	予防給付
介護予防 ケアマネジメント	要支援者、要支援・要介護者になる恐れのある者	地域包括支援センター	介護予防・日常生活支援総合事業など

2）ケアマネジャーとの連携―実習での学び方

　療養者・家族へのケアマネジメントの方針やケアマネジャーとの連携方法はケアプランの内容や作成プロセスから学習します。

ケアプランの作成・変更

　ケアマネジャーはサービス担当者会議（48頁参照）でケアプラン（原案）を関係者と調整し、ケアプラン（47頁参照）を作成します。訪問看護師は療養者に関わるなかで、サービスが必要と考えた時にはケアマネジャーにケアプランの変更を提案します。

モニタリングのための訪問

　モニタリングではケアプランにより適切にサービスが提供されているのか、療養者は満足しているのか、療養者の状況は変化していないか、定期的に療養者を訪問し、ケアプランを評価します。必要に応じて、ケアプランを見直します。

居宅サービス計画書やサービス提供票など

　ケアマネジャーが作成する居宅サービス計画書、サービス提供票等からは、ケアマネジメントの流れを理解でき、訪問看護利用者の記録として保存されています。居宅サービス計画書には、療養者の意向や援助方針、援助のための課題、目標、援助内容や週間サービス計画等が記載されています。サービス提供票は、給付管理のための書式であり、1か月のサービス利用状況や給付単位を理解することができます。

4 介護職との連携

1）在宅療養者・家族を支える介護職

　療養者・家族の生活を支えるという点では、介護職の役割は重要です。介護職には、社会福祉士及び介護福祉士法による国家資格である介護福祉士と介護職員初任者研修（旧ホームヘルパー2級）修了者があり、主に介護保険法や障害者総合支援法に基づいたサービスを提供します。介護職の職場としては、施設（特別養護老人ホーム、老人保健施設、障害者支援施設、児童福祉施設等）と居宅に分けられますが、居宅での介護職のサービス提供の場は、表2に示す通りです。地域・在宅看護では、訪問介護、通所介護、ショートステイなどのサービスのなかで介護職と頻繁に連携をしています。

表2 居宅における介護職の主なサービス提供の場（介護保険制度関連のみ）

場	根拠となる制度	説明
自宅	-	自宅で暮らす対象者にホームヘルプ（訪問介護）サービス・通所系サービスにて介護を提供。
養護老人ホーム	老人福祉法による特定施設	65歳以上の者で環境上・経済的理由により、居宅での養護が困難な者が入所。入所者に介護を提供。
軽費老人ホーム（ケアハウス）		60歳以上の者で低所得であり、家庭環境、住宅事情上、居宅での生活が困難な者が無料・低額で入所。入所者に介護を提供。
有料老人ホーム		65歳以上の者で環境上・経済的理由により、居宅での養護が困難な者が入所。入所者に介護を提供。
小規模多機能型居宅介護施設	介護保険法による地域密着型サービス	ホームヘルプ、デイサービス、ショートステイを組み合わせた登録定員29名以下のサービスであり、訪問やショートステイにて、介護を提供。
認知症対応型共同生活介護（グループホーム）		認知症の方が共同で生活する住居にて、介護を提供。

2）介護職との連携－実習での学び方

　介護職との連携方法などは、介護職と訪問看護師との役割分担の実際をよく観察し、学習します。居宅における介護職の主な役割には、身体介護と生活援助があげられます。

身体介護

　身体介護とは自分で生活動作ができない要介護者の身体に直接接触して行う介助（準備と後始末を含む）のことであり、食事、入浴、排泄、整容、体位交換、清拭、洗髪などが含まれます。通院のための乗降介助（乗車・降車・移送・受診手続き介助など）も含みます。

生活援助

　生活援助とは同居家族がいない、または同居家族が障害等で家事を行うことが困難な場合の日常生活の援助のことであり、調理、洗濯、住居の掃除や整理・整頓、生活必需品の買い物などが含まれます。

医行為と介護

　一般的な体温測定、自動血圧測定器による血圧測定、パルスオキシメーターの装着、軽微な創傷処置、医薬品（軟膏、湿布、点眼薬、座薬、鼻腔薬剤）使用の介助、爪切り、日常的な口腔ケア、耳垢の除去、パウチにたまった排泄物の除去、自己導尿の準備、市販の浣腸器による浣腸などは医行為ではないため、介護職が実施できます。しかし、これらの行為が看護計画にある場合は、看護職と介護職は密接な連携を図ります。測定した数値に基づく判断は、医師や看護職、医薬品使用の介助は看護職が実施することが望ましいとされています。

　なお、口腔内・鼻腔内・気管カニューレ内部の喀痰を吸引すること、胃ろう・腸ろう・経鼻経管栄養において流動食を投与することは、医行為に相当するため、研修を修了し、都道府県知事から認定された介護職のみが行います。

5 その他の関係機関・関係職種との連携

1）市区町村との連携

　地域・在宅看護では、市区町村の高齢者・障害者・児童の保健福祉部門、生活保護部門、保健センターなどの行政職と連携します。在宅療養者・家族が要介護認定、障害支援区分認定、公費による認定等を必要とした場合、看護職は各部門を紹介し、申請のための連絡調整を行います。

　虐待（疑いを含む）事例には、市区町村の担当職員とともに意思疎通を図りながら対応します。市区町村は地域の医師会、訪問看護事業者、介護事業者間にて会議や研修を企画し、多職種が常日頃から顔の見える関係をもつ機会を提供しています。

2）市区町村社会福祉協議会との連携

　社会福祉協議会とは、社会福祉法に基づく社会福祉法人であり、地域福祉事業や住民参加の援助を行っています。一般的には「社協」と呼ばれています。社会福祉協議会が地域包括支援センター、居宅介護支援事業所、訪問看護ステーション、訪問介護事業所などを設置していることもあります。

　社協では認知症、知的障害、精神障害など判断能力が不十分な方に対して、日常生活自立支援事業（福祉サービスや苦情解決制度の利用、行政手続きの援助や日常的な金銭管理）などを行います。また、経済的な課題を抱える方には貸付制度を支援しています。社協では、住民ボランティアと協力して高齢者、障害者、親子等が気軽に集まるサロン活動などを行ったり、ボランティアセンターではボランティアの登録や活動先の紹介を行っています。福祉による支援や住民とのつながりを強化することが必要な場合、社協と連携を図ることが重要です。

3) リハビリテーション職との連携

　リハビリテーション職（以下、リハビリ職）とは、理学療法士、作業療法士、言語聴覚士などのことであり、地域・在宅看護と連携しながら支援を展開します。リハビリ職は、通所リハビリテーションや訪問リハビリテーションなどにて、①歩行、寝返り、起き上がり、立ち上がりなどの機能訓練、②食事、排泄、着替えなどの生活動作訓練、③言語機能や嚥下機能の訓練などを提供するほか、④住宅改修や福祉用具の活用方法などについて、アドバイスをします。

　訪問リハビリテーションには、訪問看護ステーションのリハビリ職が提供するもの、病院・診療所・介護医療院・老人保健施設のリハビリ職が提供するものなどがあり、それぞれ医療保険や介護保険によって提供のしくみが異なります。看護職は、在宅療養者が受けているリハビリテーション訓練の内容等を把握し、訓練内容が実際の日常生活にいかせるように援助します。

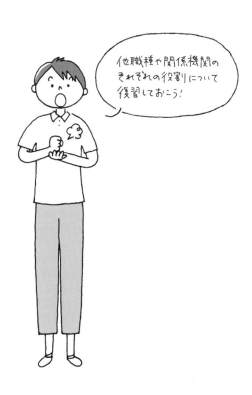

他職種や関係機関のそれぞれの役割について復習しておこう！

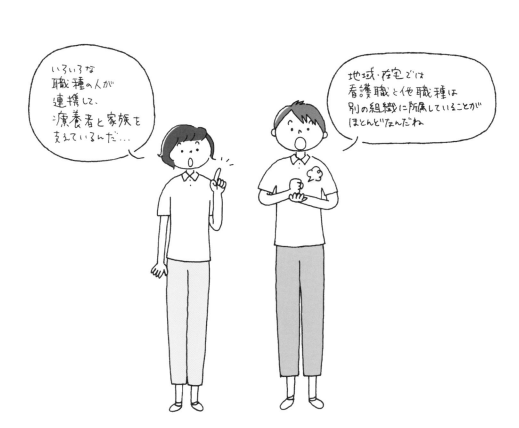

第4章

地域・在宅看護の場を
理解しよう

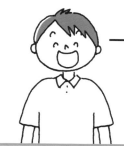 ― 主な実習先の特徴と
学んでほしいこと

　本章では、地域のなかで自分らしく療養する療養者・家族に対して、看護を提供する施設や機関について説明します。つまり、皆さんが実習させていただく学びの場です。ここで述べる以外にも、職場、保育所、学校など療養者が地域社会で活動する場は拡大しています。それぞれの施設や機関の特徴、看護の役割について事前に押さえておきましょう。

1 医療機関における退院支援部門

1）退院支援部門ってどんなところ？

　医療機関における退院支援部門は、生活者である療養者の思い・ナラティブ（物語り・物語る）に基づいて、職種の壁やセクショナリズム*を超えてワンチームで生活・生活の場を想像しながら、支援計画を創造していくための場所・組織です。

(1)「退院支援」というコトバ

💬 生活のカタチ・支援のカタチをともに考える

　退院支援という言葉を耳にする機会が増えました。定義はいろいろありますし、書店ではさまざまな書籍を見つけることができます。学生や新人看護師は、退院支援を「退院日を調整すること」だと思っている場合があるようです。「退院支援」というコトバに流されず、その本質を考える際には、まず「病棟には当たり前のように看護師・職員がいるが、自宅に帰ったらどうなるのだろうか」と考えるとイメージしやすいかもしれません。「いつ」「誰」が代わりに支援することができるでしょうか。療養者・家族が今後どのような生活を送っていきたいのかについて、思い・ナラティブに耳を傾け、生活者である療養者の生活のカタチ、支援のカタチを療養者本人・家族とともに考えていくことが退院支援のはじまりになります。

💬 人生をより良く過ごすためのお手伝い

　そして、退院支援にはさまざまなカタチがあります。療養者が急性期・回復期・生活期のどの時点にいるかを踏まえながら、退院支援部門という展望台にのぼり、病院と在宅という対岸をみていきます。病みの軌跡に応じた退院支援を考えた場合、治療やリハビリテーションを通して在宅の生活に戻る例や、終末期における緩和ケアを通して最期の場所で安楽に過ごす例などがあり、単純に家や施設に帰ることを支援するだけが退院支援のカタチではないのが現状です。希望する医療やケアを検討しながら、医療や介護のサービスを組み立てていきます。そして、人生をより良く過ごすためのお手伝いをし

*セクショナリズム：1つの組織内で自分の属する党派や部署に固執し、他を退けようとする傾向。

ていきます。

（2）「退院支援カンファレンス」を通して見えてくる看護のカタチ

「退院支援カンファレンス」を通して、療養者と家族が安心して生活を継続できるように支援計画を練っていきます。退院調整看護師やケアマネジャーと導入可能なサービスとその上限を含めて検討します。

💬 リハビリテーションの検討

玄関に大きな段差がある場合や歩行への不安がある場合には、理学療法士（PT）や作業療法士（OT）と筋力強化や日常生活動作の再点検などを実施します。病院のなかでのリハビリテーションの必要性が低くなった場合には、通所リハビリテーションや訪問リハビリテーションの提案を計画し、生活の場への移行を検討していきます。病院という場よりも実際の生活の場でのリハビリテーションのほうが効果的な場合もあります。加えて、移動・移乗について、ベッドがいいのか敷き布団のままでいいのか、机やいすの高さの設定、タッチアップや手すりの設置、移動補助具（4点杖、T字杖、車いす、歩行器、シルバーカー、セーフティーアーム®など）の使用を検討します。車いすを使用できる在宅環境とはどのような環境か、家の廊下や扉の幅などを考えてみる必要がありますね。

💬 食や排泄ケア等に関する検討

嚥下障害が残存している、嚥下障害のリスクがある場合には、誤嚥性肺炎の予防を含めて、療養者本人と家族ができるとろみ食の作り方やとろみの度合いの調整、適切な食器やスプーンの形状を言語聴覚士（ST）や栄養士と検討します。他にも、糖尿病や腎臓病がある方の食事の作り方を本人・家族が継続できるための方法を栄養士と相談します。

高次脳機能障害がある場合には、どのようなコミュニケーションをとったらよいか、なぜ怒ったり理解しがたい言動が生じるのかを含めて説明していきます。

排泄ケアでは、寝室や日中の活動場所からトイレまでの距離や段差を考慮し、尿器の種類（ポータブルトイレ、安楽尿器など）、オムツの当て方やオムツ交換の時間、使用するオムツの種類などを検討します。

薬については、朝食後、昼食後、夕食後、眠前の薬をまとめることができるか、血糖測定は自分でできるか、インスリンやフォルテオの皮下注射が自己でできるか、貼付薬

の管理、オピオイドの管理などを薬剤師・医師と検討します。

　睡眠については、睡眠薬の量や内服時刻を共有し、転倒・転落のないように支援を整えます。その他、コルセットの種類や自己着脱が可能かを検討し、経鼻栄養、胃ろう、持続吸引が必要な場合には家族へ手技に関する指導計画を練ります。

2) 退院支援部門の看護師のある日の1日

8:30　始業
パソコンを起動しメールをチェックする。
ホワイトボードに記載されている会議やカンファレンスを確認する。

9:00　看護部の申し送りへ参加
その日の院内行事を確認する。
各病棟への申し送り事項を確認する。

9:30　ベッドコントロールの確認
訪問看護ステーションや他院の医療連携室等、各関係機関との連絡調整。各関係機関とのやりとりを通して「このケアマネに〇〇を頼もう」「このケースは〇〇訪問看護ステーションにお願いしよう」「あの訪問看護ステーションならこのケースは対応できそう」といった見極めを行う。
入院待機者に関する調整会議に参加する。

10:30　ラウンド
病棟内を移動中、退院後に外来へ来ていた患者や入院している患者に声をかける。病状や気持ちを把握する。

11:30　昼休憩

12:30　新規入院相談の問い合わせ電話対応
必要な情報を聞き取っていく（基本情報・疾患・既往歴・ADL・食事・介護保険・家族環境・居住環境・今後の回復の目処等）。

13:30　退院支援カンファレンスへの参加
参加職種は医師・病棟看護師・PT・OT・ST・MSW（医療ソーシャルワーカー）・薬剤師・栄養士・退院調整看護師（※参加者は病院によって異なる）。
各医療職者が各患者の現状と退院に向けた支援の進捗状況を報告し、共有し合うとともに、今後の支援の方向性について議論する場となっている。
参加するなかで、必要時すぐに介入できるよう情報収集を行う。

14：30 外来で診療中の医師を訪ね必要事項を確認
医師に必要事項を確認する。入院中の患者が退院後に必要となる医療処置や自宅で使用する医療材料について、担当医に確認するため外来診察室へ赴く。

15：00 MSW とのスモールミーティング
MSW から相談されたケースについて、情報共有し今後の対策について検討する。
本人の身体状況を確認、家族構成から介護力を判断し、経済状況も考慮しながら自宅か施設か転院か転帰先を検討する。どの選択が最も適切かを熟考し、必要に応じて家族、ケアマネジャー、福祉用具の担当者、訪問看護師・訪問リハビリテーションの職員との予定を調整する。

15：30 急遽家族と面談
病棟をラウンドしていると、入院患者の娘が面会のため来院しており、病棟廊下にて、主介護者（キーパーソン）であった妻が腰が痛くて入院したとの報告を受ける。本人退院後に妻がケアできるのか不安になり、娘から相談を受ける。困りごとを傾聴しながら、転帰先や利用可能な介護保険サービスを紹介しながら複数の選択肢を提示して、家族会議にかけていただくよう依頼する。

16：30 記録
1 日の出来事等を電子カルテやファイルに記録する。

17：15 終業

3）退院支援部門における実習で何を学んでほしいか

（1）継続看護を考える機会に

　退院支援部門における実習は、病院での看護から生活を想定した看護へと継続した看護（継続看護）を考えるいい機会です。患者・家族や関係職種と生活をともに想像することと、生活に必要なケアを創造することです。残念ながら「あれっ、また〇〇さん入院してきたの？」と、退院した患者が再入院してくることは珍しくありません。

　生活の場の環境が変わった時に生じる変化に予測をもち、「どうしたらこの方の転倒を防ぐことができたのだろうか？」と考えることが退院支援のはじまりであったりします。超急性期の救急病棟にいても、慢性期病棟にいても、再搬送・再入院は「退院支援」について考えさせられるきっかけの1つです。退院支援部門では病院と在宅の双方を見渡すことができる利点があります。医療モデルと生活モデルの比重がどのように異なっ

ているのか、どちらの視点も大事であることを感じてほしいのです。医療モデルには、状態把握と予測（フィジカルアセスメント）力、処置技術力、医師との連携力などがあり、生活モデルには生活に即したケア（ADL・IADL に関するケア）やセルフケア能力を高める支援、家族支援、公的サービスの調整などがあります。

（2）場の違いから看護の本質を考える

　在宅を見据えると、病院での看護に比べてより療養者の価値観を尊重した看護を提供しないといけないと感じたり、医療機器の少なさ、医療資材（滅菌材料等）の交換頻度の違いや金銭面に対する配慮に直面したり、驚きを感じたりするでしょう。病院のルールって何だろうか、療養者宅のルールや習慣との違いはどうしたらいいのだろうかと思考しながら、何が看護の本質かを考え学びを深めてほしいと思います。

　生活は多様であり難解です。退院支援を通して生活を看護することを思考するなかで、看護師は療養者が「いつもこうしてきた」ということを死ぬ瞬間まで守り続けることの難しさと尊さ[1] に直面します。学生の皆さんも人々の生活史や価値を尊重しながら、ケアを思考・実践することで看護の深みに触れていただけると嬉しいです。

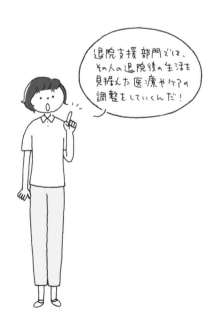

退院支援部門では、その人の退院後の生活を見据えた医療やケアの調整をしていくんだ！

【文献】
1）磯野真穂：医療者が語る答えなき世界─「いのちの守り人」の人類学. ちくま新書. pp165-188. 2017.

2 訪問看護ステーション

1) 訪問看護ステーションってどんなところ?

　訪問看護は、病気や障害をもつ人々が住み慣れた地域や家という生活の場に赴いて看護を提供するサービスです。訪問看護は、療養者が安全に安楽に、その人らしい生活を最期まで送れるように支援します。職員は、看護職の他に理学療法士、作業療法士、言語聴覚士、その他、事務職員も働いています。訪問看護ステーションは、病院等施設に併設された併設型、地域のなかに独立して設置されている独立型に分かれます。訪問看護ステーションは、職員数が2.5人〜3人程度の小規模運営の施設もありますし、機能強化型訪問看護ステーションとして職員数を多く配置し、医療依存度が高い療養者や看取りのケアを積極的に行っている施設もあります。それぞれ特徴がありますので、自分が実習する施設がどのような特徴をもっていて、地域のなかでどのような役割を担っているのか学習しましょう。

　介護保険制度や医療保険制度を活用した訪問看護の提供には、医師の訪問看護指示書が必要になります。また、療養者に訪問看護を提供するにあたっては、訪問看護ステーションと療養者との契約が必要になります。提供される看護は、表1の通りです。

表1 訪問看護ステーションが提供する看護

- 健康状態のアセスメント(病気や障害の状態、血圧・体温・脈拍・体重・筋力や皮膚の状態など身体状態から精神状態まで健康状態をアセスメントし、異常の早期発見、療養生活上の課題を見極める)
- 在宅療養支援(清潔ケア、栄養管理とケア、排泄管理とケア、療養環境の整備など)
- 服薬相談・指導(薬の作用・副作用の説明、飲み方の説明、残薬管理など)
- 診療の補助(点滴、胃ろう・膀胱留置カテーテルなどの管理、インスリン注射など)
- 医療機器管理(在宅酸素療法や人工呼吸療法の機器管理)
- 褥瘡予防や褥瘡ケア(褥瘡予防のためのケア、褥瘡のケア)
- 認知症や精神疾患のケア(療養者や家族の相談、対応方法の助言など)
- 介護予防(低栄養や運動機能低下を防ぐアドバイスなど)
- 家族等への介護支援(介護方法の助言、介護相談など)
- 在宅リハビリテーション(身体機能の回復、嚥下機能訓練など)
- 終末期ケア(老衰やがん末期の方が終末期を自宅で過ごせるように支援)

2）訪問看護のしくみ

(1) 訪問看護の対象

　訪問看護の対象は、小児から高齢者まで多様なライフステージにある人々です。健康状態も在宅人工呼吸器を装着している医療依存度が高い人、がんの治療中の人、終末期の人、認知症を有する人、精神疾患を有する人など、疾患や提供されている医療も多様です。同居する家族がいないと在宅療養ができないと思っている人もいるかもしれませんが、今は独居で療養する人が多くいらっしゃいます。独居であっても社会資源を組み合わせることによって、その人らしい生活を支援することが可能です。

(2) 療養者との契約

　療養者は訪問看護を利用するために訪問看護ステーションと契約を交わします。療養者は、契約前に重要事項説明書に基づいた説明を受けます。重要事項説明書には、訪問看護事業所の住所、責任者、営業日・営業時間、事業所の職員体制、職務内容、サービス内容、看護職員の禁止行為（金銭・預貯金通帳・証書等の預かり、療養者や家族からの金銭・物品などの受け取りなど）、サービス利用料、虐待の防止の措置、個人情報の保護、緊急時の対応方法、事故発生時の対応、居宅介護支援事業所や医師との連携、サービス提供の記録の管理、苦情処理体制などが記載されています。これらの説明を行った後に、療養者やその家族から同意を得て訪問看護を提供します。

(3) 医療保険と介護保険

　訪問看護の利用について、医療保険制度と介護保険制度を活用できます。対象の年齢や疾病等によって、利用する保険制度が変わります。一つ覚えておいてほしいことは、介護保険が医療保険より優先されるということです。医療保険および介護保険について、表2で対象の年齢に大別して説明します。ここでは、医療保険と介護保険による訪問看護の提供頻度の違いを説明します。

　💬 介護保険制度

　介護保険の目的は、介護保険法第1章総則において「この法律は、加齢に伴って生ずる心身の変化に起因する疾病等により要介護状態となり、入浴、排せつ、食事等の介護、機能訓練並びに看護及び療養上の管理その他の医療を要する者等について、これら

表2 対象年齢別のサービス利用

65 歳以上（介護保険法第 1 号被保険者）

- 65 歳以上の高齢者が要介護認定の申請をして「要介護・要支援」と認定された場合に介護保険サービスを受けることができます。
- 65 歳以上の高齢者が要介護認定の申請をして「非該当」となった場合は、介護保険サービスは利用できません。非該当の場合は、厚生労働大臣が定める疾病等、精神科訪問看護の対象者、特別訪問看護指示書が交付されている場合は、医療保険でのサービスの利用を検討します。

40 歳以上 65 歳未満（介護保険法第 2 号被保険者）

- 対象者のうち介護保険法で定める 16 特定疾病に罹患している場合、もしくは「要介護・要支援」に認定された人は、介護保険サービスを利用できます。40 歳以上 65 歳未満で 16 特定疾病患者以外であれば、医療保険でのサービスの利用を検討します。

40 歳未満

- 介護保険法の対象外であるため、医療保険でのサービスでの利用を検討します。

の者が尊厳を保持し、その有する能力に応じ自立した日常生活を営むことができるよう、必要な保健医療サービス及び福祉サービスに係る給付を行うため、国民の共同連帯の理念に基づき介護保険制度を設け、その行う保険給付等に関して必要な事項を定め、もって国民の保健医療の向上及び福祉の増進を図ることを目的とする」と述べられています。つまり、介護保険制度は、人々が高齢になっても、その人らしい生活が送れるように、保健医療福祉サービスの給付を行うためのしくみといえます。

　介護保険の対象者は、65 歳以上の第 1 号被保険者、40 歳以上 65 歳未満の第 2 号被保険者で 16 特定疾病（表3）の該当者です。介護保険サービスを利用するには、要介護認定を申請する必要があります。要介護認定を申請すると介護認定をするための審査判定が行われ、状態に応じて「要支援・要介護」もしくは「非該当」の判定がされます。「要支援・要介護」と認定された場合は、介護保険サービスを利用できます。介護保険料の支給限度額は介護度によって決まっています。

　療養者の健康状態や生活や価値観、療養上の希望からどのようなニーズがあるかを分析し、そのニーズと社会資源とを結びつけることによって、生活を支援していくことがケアマネジャーの役割です。ケアマネジャーは、療養者のニーズを分析して、介護支援計画を立案、介護保険サービスの提供状況の確認、サービス提供後のモニタリングを行う役割もあります。

　要支援・要介護と認定された方で、主治医より訪問看護が必要であると判断され、訪

表3 介護保険法で定める 16 特定疾病

- がん（医師が一般に認められている医学的知見に基づき回復の見込みがない状態に至ったと判断したものに限る）
- 関節リウマチ
- 筋萎縮性側索硬化症
- 後縦靱帯骨化症
- 骨折を伴う骨粗鬆症
- 初老期における認知症
- 進行性核上性麻痺、大脳皮質基底核変性症及びパーキンソン病
- 脊髄小脳変性症
- 脊柱管狭窄症
- 早老症
- 多系統萎縮症
- 糖尿病性神経障害、糖尿病性腎症及び糖尿病性網膜症
- 脳血管疾患
- 閉塞性動脈硬化症
- 慢性閉塞性肺疾患
- 両側の膝関節又は股関節に著しい変形を伴う変形性関節症

問看護指示書が交付された場合には訪問看護の利用が可能になります。　介護保険を利用した場合の 1 回の訪問は、20 分未満、30 分未満、30 分以上 60 分未満、60 分以上 90 分未満のいずれかです。利用回数に制限はありませんが、療養者の経済的負担を考慮して利用限度額内でのサービス提供が行われていることが多いです。万が一利用限度額を超えた場合は、超過分は全額療養者の自己負担になるということも覚えておきましょう。

　ただし、主治医が診療に基づいて急性増悪等により一時的に頻回（週 4 日以上）の訪問看護を行う必要性を認め、訪問看護ステーションに対して「特別訪問看護指示書」が交付された場合は、医療保険を使っての訪問看護の提供が可能になります。

医療保険制度

　主治医より訪問看護が必要と判断されて、要介護認定されている方で厚生労働大臣が定める疾病等（表 4）の方、急性増悪による「特別訪問看護指示書」（161 頁参照）が出されている期間にある方、65 歳以上で介護認定がされていない方、40 歳〜 65 歳未満で 16 特定疾病以外の方、40 歳未満の医療保険加入者の方は、医療保険による訪問看護の利用が可能です。訪問看護の 1 回の訪問時間は、30 分〜 90 分、週 3 回とい

表4 厚生労働大臣が定める疾病等（医療保険の扱いになる疾病等）

● 末期の悪性腫瘍	● 多系統萎縮症（線条体黒質変性症、オリーブ橋小脳萎縮症、シャイ・ドレーガー症候群）
● 多発性硬化症	● プリオン病
● 重症筋無力症	● 亜急性硬化性全脳炎
● スモン	● ライソゾーム病
● 筋萎縮性側索硬化症	● 副腎白質ジストロフィー
● 脊髄小脳変性症	● 脊髄性筋萎縮症
● ハンチントン病	● 球脊髄性筋萎縮症
● 進行性筋ジストロフィー症	● 慢性炎症性脱髄性多発神経炎
● パーキンソン病関連疾患（進行性核上性麻痺、大脳皮質基底核変性症、パーキンソン病（ホーエン・ヤールの重症度分類がステージ3以上であって生活機能障害度がⅡ度またはⅢ度のものに限る））	● 後天性免疫不全症候群
	● 頸髄損傷
	● 人工呼吸器を使用している状態

う制限があります。ただし医療ニーズが高い場合は、週4日以上の訪問看護の算定が可能になります。そのことによって、必要な日数、必要な回数の訪問や複数の訪問看護ステーションによる訪問看護を提供することが可能になります。

　これらの保険制度と訪問看護サービスの関係について、テキストを読むだけでは理解が難しいかもしれません。実習でお会いした療養者が、どのような制度を活用して訪問看護を利用しているのか、どのような介護保険サービスを利用しているのか、どのような理由があってそのサービスを利用しているのか、サービスを利用して生活がどのように変化したかに着目して、情報を収集すると理解が深まるでしょう。

💬 ケアプラン

　介護保険サービスは、ケアプランに基づいて提供されます。ケアプランの作成は、療養者自身あるいは家族が作成することもできますが、サービス事業への予約や関係書類の作成等、煩雑な作業が伴うため、ケアマネジャーに作成を依頼する場合がほとんどです。ケアマネジャーへの依頼について、介護認定の結果によって自立や要支援1・2と認定された方は居住地域の地域包括支援センターへ、要介護1〜5と認定された方は居宅介護支援事業所に連絡をします。

　担当ケアマネジャーは、療養者のニーズを把握したうえで、心身の状態や生活状況に合わせたケアプランを作成します。介護サービスは、介護度に応じて利用できるサービスの種類が異なります。要介護認定では非該当の人には総合事業として、介護予防・生活支援サービス、一般介護予防事業が利用可能です。要支援1・2の人は、介護給付と

して介護予防サービス（介護予防訪問看護、介護予防通所リハビリテーション等）、地域密着型介護予防サービス（介護予防小規模多機能型居宅介護、介護予防認知症対応型通所介護など）が利用可能です。要介護1～5の人は、介護給付として施設サービス（特別養護老人ホーム、介護老人保健施設、介護療養型医療施設）、居宅サービス（訪問介護、訪問看護、通所介護、短期入所など）、地域密着型サービス（定期巡回・随時対応型訪問介護看護、小規模多機能型居宅介護など）が利用できます（図1・図2）。

　ケアプラン（原案）を作成したところで、サービス担当者会議を行い、療養者やその家族の同意を得てサービスの提供がはじまります。サービス提供後は、療養者の意向にそったサービス提供がされているかを確認し、療養者や家族とともにケアプラン、サービス利用票、サービス利用票別表により、1か月のサービス内容と経済的負担を確認して、サービスの継続や調整などを行います。また、サービス提供中は定期的なモニタリングを実施します。モニタリングの視点は、ニーズが満たされているか、新たなニーズが発生していないかです。療養者との面接を1か月に1回行い、その結果を記録します。療養者の健康状態や生活状況の変化があれば適宜ケアプランを見直し変更します。

図1 介護サービスの利用の手続き

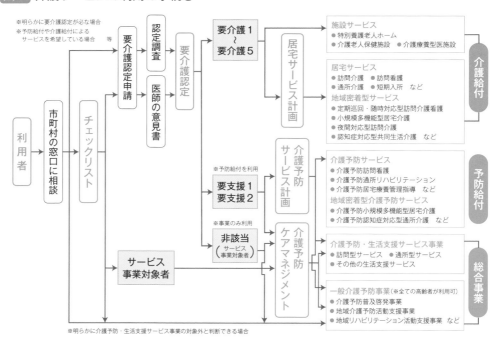

厚生労働省老健局：公的介護保険制度の現状と今後の役割 平成30年度
https://www.mhlw.go.jp/content/0000213177.pdf

図2 介護サービスの種類

	都道府県・政令市・中核市が指定・監督を行うサービス		市町村が指定・監督を行うサービス
介護給付を行うサービス	**居宅介護サービス** ─訪問サービス─ ●訪問介護（ホームヘルプサービス） ●訪問入浴介護 ●訪問看護 ●訪問リハビリテーション ●居宅療養管理指導 ●特定施設入居者生活介護 ●福祉用具貸与 ●特定福祉用具販売 **施設サービス** ●介護老人福祉施設 ●介護老人保健施設 ●介護療養型医療施設 ●介護医療院	─通所サービス─ ●通所介護（デイサービス） ●通所リハビリテーション ─短期入所サービス─ ●短期入所生活介護（ショートステイ） ●短期入所療養介護	**地域密着型介護サービス** ●定期巡回・随時対応型訪問介護看護 ●夜間対応型訪問介護 ●地域密着型通所介護 ●認知症対応型通所介護 ●小規模多機能型居宅介護 ●認知症対応型共同生活介護（グループホーム） ●地域密着型特定施設入居者生活介護 ●地域密着型介護老人福祉施設入所者生活介護 ●複合型サービス（看護小規模多機能型居宅介護） **居宅介護支援**
予防給付を行うサービス	**介護予防サービス** ─訪問サービス─ ●介護予防訪問入浴 ●介護予防訪問看護 ●介護予防訪問リハビリテーション ●介護予防居宅療養管理指導 ●介護予防特定施設入居者生活介護 ●介護予防福祉用具貸与 ●特定介護予防福祉用具販売	─通所サービス─ ●介護予防通所リハビリテーション ─短期入所サービス─ ●介護予防短期入所生活介護（ショートステイ） ●介護予防短期入所療養介護	**地域密着型介護予防サービス** ●介護予防認知症対応型通所介護 ●介護予防小規模多機能型居宅介護 ●介護予防認知症対応型共同生活介護 （グループホーム） **介護予防支援**

この他、居宅介護（介護予防）住宅改修、介護予防・日常生活支援総合事業がある。

厚生労働省老健局：公的介護保険制度の現状と今後の役割 平成30年度
https://www.mhlw.go.jp/content/0000213177.pdf

💬 訪問看護指示書

　訪問看護は、医師の指示書の交付を受けて行います。指示書がないと保険請求ができません。医師の指示をもとに、訪問看護師が療養者のアセスメントを行い訪問看護計画の立案をします。訪問看護を実施した後は、訪問看護報告書（163頁参照）を医師に提出します。

　訪問看護指示書（160頁参照）には、表5の内容が記載されています。有効期限は1か月から最長6か月です。途中で病状の変化があると指示が変更になることがあります。

表5 訪問看護指示書の内容

- 訪問看護指示期間
- 患者氏名、患者住所
- 現在の状況として病状・治療、状態
- 投与中の薬剤の用量・用法
- 日常生活自立度
- 介護認定の状況（要支援1・2、要介護1〜5）
- 褥瘡の深さ
- 装着・使用医療機器等（自動腹膜灌流装置、酸素療法、吸引器、中心静脈栄養、輸液ポンプ、留置カテーテル、人工呼吸器、人工肛門など）
- 留意事項及び指示事項（Ⅰ．療養生活指導上の留意事項、Ⅱ1．リハビリテーション、2．褥瘡の処置等、3．装着・使用医療機器等の操作援助・管理、4.その他）
- 在宅患者訪問点滴に関する指示
- 緊急時の連絡先・不在時の対応法
- 特記すべき留意事項
- 他の訪問看護ステーションへの指示
- たんの吸引等実施のための訪問介護事業所への指示
- 指示を出した医師名

3) 訪問看護師のある日の1日

8：15 朝のミーティング
・新規療養者、夜間対応した方、状態変化が予測される方の情報共有
・退院前カンファレンスやサービス担当者会議の予定
・訪問スケジュールの調整・共有

8：45 訪問の準備
訪問かばんやケアに必要な物品を用意する。移動に必要な物品の準備（水分、着替え、小銭、傘、レインコート、濡れた衣類を入れるバッグ等）をする。療養者宅までの交通経路の確認、駐車・駐輪場所の確認をする。

9：00 移動

9：30 1件目の訪問
例）筋萎縮性側索硬化症のため人工呼吸器を装着した療養者
・バイタルサイン測定　・健康状態の観察　・排痰ケアや喀痰吸引
・人工呼吸器の作動状況や設定確認　・清潔ケア
・胃ろう挿入部観察　・訪問看護記録の記入

11：00 2件目の訪問
例）90歳代の認知症の高齢者
・バイタルサイン測定　・健康状態の観察、服薬支援、排泄・清潔ケア
・訪問看護記録の記入

12：00	移動・帰社
	昼休憩
	訪問看護ステーションに戻り休憩。午後の訪問に備える。
13：00	移動
13：30	カンファレンス等への参加
	退院前カンファレンスやサービス担当者会議への参加。
15：00	3件目の訪問
	例）慢性閉塞性肺疾患のため在宅酸素療法を行っている療養者
	・バイタルサイン測定　・健康状態の観察
	・入浴介助、呼吸リハビリテーション
	・在宅用酸素濃縮装置の作動状況の確認　・訪問看護記録の記入
16：00	移動・帰社
	訪問看護ステーションに戻り、訪問記録・その他訪問看護計画書等の記録作成。
16：30	夕方のミーティング
	夜間に対応する看護師が速やかに対応できるように、療養者の状態と対応について情報を共有する。
17：00	業務終了

※移動は、車、自転車、公共交通機関を使います。訪問看護ステーションが立地する地域によって異なります。

4）訪問先での実践

　療養者宅を訪問する時間は、到着時刻が早すぎないように注意します。なぜなら療養者や家族が訪問看護師の到着時間に合わせて、部屋の片付けを行っているかもしれません。そのため決められた時間に伺うようにします。自転車や車で伺う時は、決められた場所に自転車や車をとめます。自転車を置く専用スペースがない場合は、玄関先に置かせていただきますが、ご近所の通行の邪魔にならないように駐輪します。

　訪問時間になったらインターフォンを鳴らして到着を知らせます。コートは玄関先で脱いでから玄関に入ります。雨が降っている場合は、玄関の外で水滴を拭いて玄関を濡らさないように配慮します。

　お宅に入ったらまずは「おじゃまします」と挨拶をします。学生であれば「はじめまして」と挨拶をして、「○○大学から実習に来ている○○と申します。本日は訪問看護の勉強にきました。どうぞよろしくお願いします」と自己紹介をしましょう。療養者と訪問看護師の会話がはじまってしまうと、話の腰を折るようで自己紹介のタイミングを逸してしまうことがあります。ご自宅に入ってすぐに挨拶するといいでしょう。また、家族に

だけ挨拶をするのではなく、療養者本人にも目線を合わせてしっかり挨拶をしましょう。

5）訪問看護師の持ち物

　訪問看護師は、療養者が生活する場で看護を提供します。療養者の自宅や療養者が生活するグループホーム等において、診療の補助や療養上の世話を行います。訪問看護は、どのような機材や物品を持参するのでしょうか。表6を参照してください。

　医師から処方された薬は自宅で保管されているため持参する必要はありません。喀痰吸引やオムツ交換、褥瘡処置のために使うドレッシング材は医療機関から提供され、自宅に配備されています。また、褥瘡や傷を発見した時に、その場で対応できるようガーゼや皮膚保護剤ももっています。

表6 訪問看護グッズ

健康状態を観察するための機材	体温計、血圧計、聴診器、パルスオキシメーター、ペンライト、メジャー、打鍵器、カメラ（スマートフォンのカメラ）など
ケアを提供するために必要な衛生材料	グローブ、（ビニール）エプロン、ハンドソープ、マスク、ペーパータオル、速乾性手指消毒薬、アルコール綿、テープとテープを切るためのはさみなど
ケア用品	爪切り、ニッパー、爪やすり、ガーゼ、ワセリンなど
その他	・地図 ・入浴介助のためのTシャツと短パン、靴下カバーや替えの靴下（掃除が行き届かないお宅を訪問する時に履き替える）など ・名刺、身分証明書

6）訪問看護における実習で何を学んでほしいか

（1）療養者の生活の様子を知る

💬 五感を研ぎ澄ませて推測を立てながらアセスメントをする

　療養者の家に訪問すると、療養者の生活ぶりを目の当たりにすることになります。家に入った瞬間に、焼き魚やご飯のにおいを感じたり、部屋の暑さや寒さ、明るさや暗さを感じることがあるでしょう。また、台所に洗い物が溜まっている家もあれば、流しに水が1滴もついていない掃除が行き届いている家もあります。生活の様相は、一人ひとり異なりますし、その時々で健康状態の影響によって異なります。例えば、普段なら流しに洗い物が溜まっていないお宅なのに、訪問時には洗い物が溜まっていた場合、家族が介護や仕事で忙しくて家事ができないのだろうか、体調が思わしくないのだろうかなど、推測を立て最近の様子を聞きとります。いつも通り台所がきれいに片付いている場合でも、家族が仕事や介護をしながら家事を完璧にこなすことで、体力を消耗しているのではないか、休息はとれているだろうか、買い物などで外出する時間は確保できているだろうかなど、家の様子から療養者やその家族の健康状態や生活状況をアセスメントしていきます。このように、訪問看護は、療養者に看護を提供しながら、五感を使って生活の様子を感じとっていきます。そして、家を訪問して得た情報をアセスメントに反映させて、療養者の個別性に合った看護の提供につなげていきます。

💬 生活の様子から療養者の生きがいや生活の困り事を推察する

　1回の訪問では普段の生活との比較などできませんが、それでも家のなかの様子を観察することで、療養者や家族がどのような生活をしているか推察することはできます。ある学生が、認知症の独居高齢者のお宅を訪問しました。学生は、本棚に歴史の本が高さを揃えて並べられていることや、壁に掛けられたカレンダーには「ゴミ」と書かれてあること、机の上には新聞と日々の出来事を記録するためのノートが置かれていることに気がつきました。学生は、療養者とは初対面でしたが、受け答えが明瞭だったため認知症があるようには感じられなかったそうです。しかし、訪問を終えて訪問看護ステーションに戻った時には、「本の並べ方をみて几帳面な方なのだと思った。そのため、認知症でもの忘れが増えてきたことを気にしているのではないか。1人暮らしで、ごみの日を忘れないようにカレンダーに記しをつけたり、日記に訪問看護師の名前を書いて人間関係を維持しようとしていたり、本人がこれまで通り1人で暮らし続けるための努力

をしている」ということに気づ
きました。

　このように家を訪問すること
によって、療養者や家族の健康
状態、家族との関係、経済状
況、生きがいや価値観などの情
報や、療養者なりに工夫してい
ること、努力していることなど
がわかります。これらの情報を
活用して、療養者の個別性に合わせた看護を提供していくのが訪問看護です。実習では、
療養者本人らしさを捉えられるようにさりげなく生活の様子を観察してみましょう。

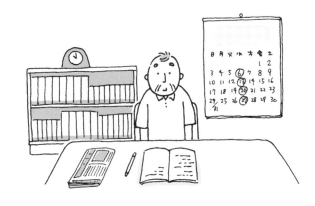

（2）さりげない会話から展開されるアセスメント

💬 **さりげなく健康状態に関する情報を得る**

　自宅を訪問した客が唐突に「あなたは、どのような生活をしていますか？」「生活をし
ていて困ることはありますか？」「排尿回数は何回ですか？」「食事はどれぐらい食べま
したか？」など、一方的に聞きたいことを尋ねたら、どのように感じるでしょうか。家
の主人は、「何かされるだろうか？」あるいは「無礼な人だ、不快だ」など不快に感じて、
「もう来ないでくれ」と言うかもしれません。

　訪問看護では、訪問時は、まずは療養者の生活状況や関心事など話したいと思われる
話題から会話をするなど、コミュニケーションの仕方を工夫しています。一方的に質問
するのではなく日常会話のなかから、さりげなく健康状態に関する情報を得る工夫をし
ています。

　例えば、気管切開をしてカニューレを装着した療養者を介護している家族に対して、「4
月に職場の異動があったと聞きました。新しい部署への通勤は慣れましたか？　家を出る
時間も早くなったのではないですか？」など尋ねる場面がありました。学生は、訪問看
護師が家族の介護を労うためにそのような会話をしたと思っていました。しかし訪問看
護師は、「今日は、喀痰が多く吸引されて粘稠度も高かったので、家族の出勤時間が早まっ
たために朝の吸引ができなかったのではないかと考えて尋ねました」「それに、喀痰の
粘稠度が高かったので、湿度が低いかもしれないと思い湿度計を確認して、次に加湿器
をみたところ電源が入っていませんでした。室内が乾燥していたので加湿器の電源を入

れました」と答えました。このように、気管カニューレを装着した療養者が安心した療養生活を送るためには、喀痰吸引をするだけでは不十分です。訪問看護師は、喀痰の急激な増加がないか、粘稠性の変化はないか、色の変化はないか、その理由を推察し訪問中にさりげなく周囲を観察して、必要な看護を提供しているのです。このように訪問看護師が、どのような情報をもとにアセスメントをして、看護を提供しているのか考えることで、訪問看護に必要な実践的なアセスメントを学ぶことができるでしょう。

（3）生活を重視した看護の工夫

療養者の経過を捉える

訪問看護は、療養者の生活の場で提供されるため、それぞれの生活に沿った形で看護が展開されています。在宅では、目に見える医療行為だけではない、個別の生活に合わせた多様な看護が提供されています。訪問看護の効果についても、数か月であらわれることもあれば、何年もかけてあらわれることもあります。一方、今は健康状態が安定していますが、数か月、数年後は病気が進行したり、年齢を重ねるごとに自立度が低下したりします。また、残念ながら健康の回復が望めない方々もいらっしゃいます。皆さんが実習する期間だけでは、療養者の長期的な健康状態の変化を捉えることは難しいでしょう。療養者の状態が安定していると、一見、看護の必要性が感じられないかもしれません。しかし、療養者が訪問看護を利用開始した時にはどのような状態だったのか、どのような看護が提供されて現在に至るのか、今後はどのような状態になることが予測されるのか、日単位、月単位、あるいは年単位で変化を捉えていく必要があります。

家で暮らす療養者の健康を守るための創造的な看護

訪問看護では、病気や障害を抱えながら暮らす人々が家での生活を続けられるように支援していくことも重要な看護です。

認知症を有する高齢者が、熱中症のため病院に救急搬送されたケースでは、入院して治療をすると状態が改善し退院するのですが、数日後には再び熱中症を発症して入院をするということを繰り返していました。ある日、訪問看護に依頼があって自宅を訪問すると、物が散乱した室内を見て食事や水分が十分に摂れていないこと、空調機器の操作方法がわからないために室内の温度調整ができない状態であることがわかりました。入院中は食事が出されて、空調も整っている環境にいるため、一時的には体調が回復します。しかし、帰宅後は、自分で食事を準備して食べる、水分を飲む、室温を保つことが

できなければ、容易に熱中症を再発してしまいます。この事例では、訪問看護が訪問介護や通所介護施設の介護職と連携して、訪問時に室温を調整する、水分摂取量がわかるように500mLのペットボトルを置いて訪問した職員が飲水を促し、残った量から飲水量を把握するなどして健康状態を維持できるように支援をしました。その後は熱中症による再入院はなくなりました。

　療養者の生活を支えるためには、療養者ができることを認めつつ、困っていることをどのように解決するか、療養者とともに考え支えていくことが重要です。療養者の家にあるものを活用して、生活に合わせて家で実践できる方法を考え、看護を工夫していくことも求められます。実習では、訪問看護が療養者の生活に合わせて看護をどのように工夫しているか、創造的な看護について学ぶことができるでしょう。

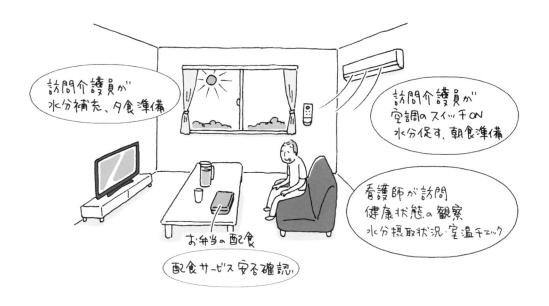

③ デイサービス（通所介護）

1）デイサービスってどんなところ？

　デイサービス（通所介護）は、介護保険サービスの居宅サービスの1つで通所介護サービスのことです（49頁図2参照）。療養者が自宅で自立した日常生活を送ることができるように支援することを目的としています。

　デイサービスを利用する人は要介護1〜5の要介護認定を受けた方で、デイサービスセンター等へ通います。デイサービスでは、日帰りで入浴・排泄・食事等の介護、健康状態の確認、レクリエーション活動や機能訓練を行います。生活等に関する相談にも対応し、家族のレスパイトケアにもなります。基本的には施設の職員が自宅から施設まで送迎サービスを行います。通所介護サービスでは、生活相談員、看護職員、介護職員、機能訓練指導員を配置しています。設備基準として食堂と機能訓練室があり、利用定員×3.0㎡以上の面積が必要とされています[1]。

　デイサービスを利用することで、外出の機会になり、人と触れ合えることから、閉じこもり予防や孤立を防ぐことにつながります。地域包括ケアシステムによって、個別ケアがより重視されるようになり、認知症対応や機能訓練、口腔ケア、内服状況把握など多職種との連携も行っています。また、終末期においても人とのかかわりや入浴を希望してデイサービスを利用し続ける方も増えており、看取りケアや緊急時の対応も行っています。

Column

デイサービスとデイケア（通所リハビリテーション）の違い

　デイサービスが日常生活の介護であるのに対し、デイケアの目的は、身体機能の回復や維持、日常生活の回復、認知機能の改善などです。そのため心身の機能の維持回復のためのリハビリテーションを行うことが主たる機能になります。医師がいることが特徴で、人員基準としてはデイサービスの人員の他に、理学療法士、作業療法士、言語聴覚士のいずれかが配置されています。

2）デイサービスを利用する療養者のある日の1日

8：30	自宅にお迎え	玄関から送迎車まで手引き歩行で安全に乗りこむ。
9：00	デイサービス到着	上靴に履きかえ、手洗いをする。
9：15	健康チェック、ラジオ体操	検温し、内服薬や家族からの連絡事項を職員と確認する。
10：00	入浴（一般浴・特別浴）、トイレ	個別援助（他者との雑談等）、髪をかわかし整容、水分補給・機能訓練。個別リハビリテーション、ベッド等で休養することもある。
11：30	口腔体操、手指消毒	点眼薬や食前薬がある場合もある。
12：00	昼食	食後薬、トイレなど
13：00	口腔ケア、個別援助、お昼寝	各自ゆったりと過ごす。
14：30	レクリエーションや機能訓練	脳トレやゲーム、外出、誕生会などを行う。
15：30	おやつ、トイレ	水分補給も行う。
16：00	個別援助	入浴で使ったタオルや着替えたものを片付け、帰り支度をする。
16：30	終わりの会	挨拶し、職員からデイサービス手帳を受け取る。
16：45	お送り	送迎車で帰宅する。
17：00	自宅到着	

Column

デイサービスの看護師の配置

　デイサービスにおける看護師の配置は、これまで専従1名で、利用定員10名以下の場合は、看護師または介護職員いずれか1名の配置をすることになっていました。しかし2015年からは全国的に看護師不足が問題となり、その結果、デイサービスの看護師の人員配置が緩和されました。そのため療養者の健康状態の確認業務時に看護師が専従であればよく、デイサービス営業時間帯に看護師との連携体制が整えばよいと変更になりました。さらに、2016年からデイサービスの利用定員数が18名以下の場合、「地域密着型通所介護」となり市町村所管となりました。

3）デイサービスの看護師のある日の1日

8：00	出勤、申し送り参加 療養者の注意事項を確認する。
8：15	送迎 or センター内準備 施設内で処置の準備・確認、座席の準備をする。
9：00	お迎え 療養者を笑顔でお迎え。 手洗い介助をする。
9：15	健康観察　＊各自持参のノートで家族からのメッセージ確認 バイタルチェック、内服薬確認とお昼の薬持参者から預かる。 排泄・睡眠・朝食摂取状況などを確認する。　＊入浴可能か判断
10：00	体調確認・処置 爪や皮膚状態の確認、入浴後の体調確認、皮膚処置など必要な方の処置。 機能訓練対象者のリハビリテーション。
11：00	トイレ誘導・介助
11：30	口腔体操、食前薬の介助、点眼薬介助、食前薬の準備
12：00	昼食介助、経管栄養 食事量のチェック、下膳、トイレ誘導をする。
13：00	休憩
14：30	記録（排泄状況、食事量、リハビリ状況、一般状態等）、レクリエーションや機能訓練 脳トレ、回想法、体操、ゲーム、歌などを行う。
16：30	帰りの準備・手伝い 帰りの体操、トイレ誘導、送迎車への誘導介助をする。
16：45	送迎中の観察、家族への伝達
17：00	センター内掃除、申し送り参加、明日の準備 ＊その他療養者が急変した場合や体調不良の際の家族・かかりつけ医への連絡症状への対応 ＊在宅ターミナルの療養者もいるので、必要時排泄介助や更衣介助

4）デイサービスにおける実習で何を学んでほしいか

（1）多職種の役割を理解する

　在宅で暮らしながらデイサービスを利用している療養者との関わりを通して、それぞれの療養者がもつ価値観や望む生活を知り、療養者の生きがいやQOLを支える多職種の役割を理解しましょう。

　療養者と共感的なコミュニケーションを図ることで、一人ひとりの生活史に触れてみてください。在宅での暮しぶりや思いをお聞きすると、個別性や多様性がわかります。

　援助への参加も積極的に行いましょう。援助場面としては、食事や入浴、排泄、レク

リエーション、リハビリテーション等があります。健康状態の観察とケアへの参加によって療養者の身体状況を理解しましょう。療養者の健康レベルや自立度に応じた日常生活動作の援助の必要性とQOLの重要性を理解できると思います。

（2）職員の観察技術・コミュニケーション技術を観察

　看護師の動きやコミュニケーション、表情や声のトーン等を観察してみてください。看護師は全体を見ながら療養者を個別に把握し、体調観察、服薬管理、ストマなどの医療処置をしています。デイサービスは毎日利用する方が変わるので、状態把握が大変です。療養者の変化に気づくために、多職種が連携し情報共有に努めています。また、「（看護師が不在となる時に）こういうことがあったら、こうしてください」と介護職員に予測と対応も伝えています。必要に応じて受診をすすめたり、ケアマネジャーや訪問看護師と連絡をとっています。多職種がどのように情報共有・連携しているのか観察してみましょう。

　さらに、送迎時は家族と話すチャンスです。送迎に同行した場合は、家族とのコミュニケーション技術も観察してください。療養者の自宅での様子の情報収集と同時に、家族の体調や介護疲労にも注意を向けています。

　療養者にとってデイサービスは生活の一部です。デイサービスでは、療養者が楽しく安心した時間を過ごせるよう細やかな配慮や工夫を行っています。学生の皆さんには、看護師に求められる健康状態の観察力とともに、デイサービス職員の笑顔とコミュニケーション技術を学んでほしいと思います。

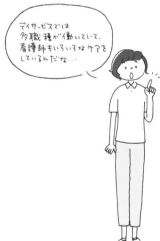

【文献】

1）厚生労働省：通所介護及び療養通所介護（参考資料）. 平成29年6月21日第141回社会保障審議会介護給付費分科会参考資料3
　https://www.mhlw.go.jp/file/05-Shingikai-12601000-Seisakutoukatsukan-Sanjikanshitsu_Shakaihoshoutantou/0000168705.pdf

看護小規模多機能型居宅介護

1）看護小規模多機能型居宅介護ってどんなところ？

　看護小規模多機能型居宅介護（以下、看多機）とは、訪問看護・訪問介護、通い、泊まりを一体的に提供する地域密着型サービスです。住み慣れた地域で（できれば自宅で）最期まで暮らしたい方や家族のニーズに応えるために、2012年の介護保険制度改正によって生まれました（当時は「複合型サービス」と言っていました）。同一事業所で、通い、泊まり、訪問の介護を受けながら在宅療養の継続を図る「小規模多機能型居宅介護」サービスが2006年に制度化されましたが、さらに医療依存度が高かったり、看取りまで住み慣れた地域・自宅にいたい方のニーズに応えるため、訪問看護と組み合わせたサービスが看多機です。

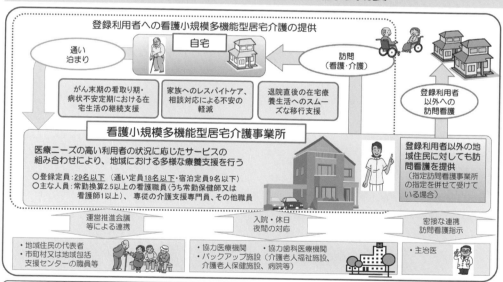

看護小規模多機能型居宅介護の概要

厚生労働省：看護小規模多機能型居宅介護の概要.
https://www.mhlw.go.jp/file/06-Seisakujouhou-12300000-Roukenkyoku/0000091119.pdf

看多機の３つのポイントは「利用者さんの安心のため」「家族の安心やレスパイトの
ため」に「地域のみんなで支える」[1)]ことであり、看護が加わることで格段に安心感が
増大したといえます。現在全国に719か所[2)]ありますが、その数は年々増加傾向にあ
ります。

　看多機には看護職員、介護職員、ケアマネジャーが規定に基づいて配置されています。

　坂町ミモザの家（東京都新宿区）を例に実際の様子を見ていきましょう。

　「坂町ミモザの家」は白十字訪問看護ステーションと同一会社が運営しています。普
段訪問看護を提供している看護師がここでも活躍しています。

💬 ミモザの家の間取り

　できるだけ自宅にいるような環境を考え、外見も内部も施設のような感じはなく、木
目調の住宅の雰囲気を残しています。1階には食堂(大きなリビングルーム、デイサー
ビスでは主にここを使います)、キッチン、浴室が食堂を中心に配置されています。居
室は1階には1つです。2階にはやはり広めの居間を中心に居室が4つ配置されていま
す。泊まりは最大5名受け入れています。

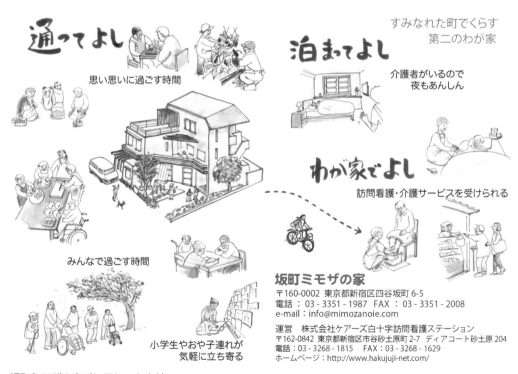

坂町ミモザの家パンフレットより

ミモザの家の間取り

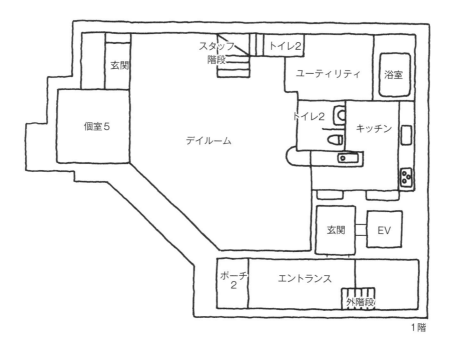

1階

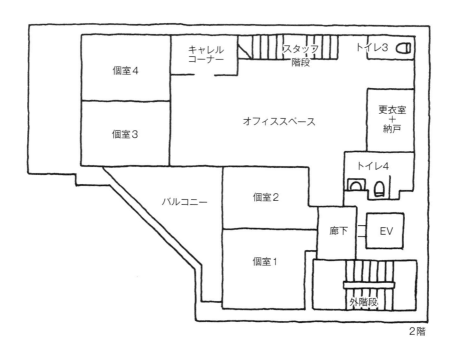

2階

2) 看多機のしくみ

（1）看多機の対象

　看多機は介護保険制度の地域密着型サービスに位置づけられています（49頁図2参照）。そのため介護保険被保険者で要介護1以上の方で、保険者である当該市町村に居住する方がその対象となります。さらに医療ニーズが高い、自宅での看取りを希望しているなど訪問看護のニーズがある方が対象です。地域密着型サービスですのでミモザの家を利用できるのは新宿区民だけです。

（2）看多機の定員と職員

　制度では登録定員は29名以下（通い定員18名以下、宿泊定員9名以下）となっています。主な人員は常勤換算2.5人以上の看護職員、ケアマネジャーを必ずおかなければなりません。それまで自宅で居宅介護支援サービス（ケアマネジメント）を受けていた方も、看多機を利用する際は、利用する看多機のケアマネジャーに変更する必要があります。これはサービスを一体的にマネジメントする必要があるからです。その他必要数の介護職員が配置され、看護と介護が一体的に協力しながらサービスを提供するのが特徴です。

（3）看多機利用の費用の概要

　看多機は介護保険のサービスですが、その費用は「介護保険適用分」と「介護保険外サービス費」からなります。介護保険適用分は要介護度に応じた基本サービス費と療養者の状態に応じたサービス提供や看多機の体制に応じた加算／減算からなります。介護保険外サービス費は主に泊まりの費用や食事代になります。介護保険が適用される月の定額費用のなかで通いや泊まり、訪問看護や訪問介護が柔軟に利用できるため、利用頻度や回数を気にすることなくサービスを組み合わせることができます[1]。

3）看多機を利用する療養者（Ｉさん要介護5）のある日の1日

8：00 職員が車でお迎え
まだ支度がきちんとできていなかったが、介護職に身支度を手伝ってもらいミモザの家に向かう。

9：00 看多機に到着
デイルームでお茶を飲んで水分補給。
看護師がバイタルサインを測定。胸の音もよく聞いてくれる。

10：00 入浴前に看護師が全身の観察と排泄ケアが必要かアセスメント
自然な排便ができるようにしてくれるので、自分は楽だし妻（介護者）は「大変助かる」と言っている。
入浴は看護師と介護職2人が介助。お風呂から出たら足の指の巻き爪のケアと右手爪の白癬に看護師が薬を塗布。
その後、好きなことをして過ごす。園芸をする人や習字をする人もいる。自分の好きなことができるのでとても気が楽。

11：30 水分補給
麦茶に少しとろみをつけてくれた。
昼食前の体操
自分で手を上げられないので介護職が手伝ってくれた。

12：00 昼食
以前は経管栄養だったが、ミモザの家に来て口から食べられるようになった。
今日は大好きなハンバーグのペースト食。妻が来て私が食べる様子を見ていき「皆さんと同じものをこうして食べられるようにしてくれるのね」と感心。「家でもできるかしら」と言っていたのを介護職が聞き、看護師と管理栄養士に伝えてくれた。

13：00 食後の歯磨き
介護職がしてくれる。

13：30 〜 14：30 2階の部屋で午睡

15：00 おやつ
今日は手作りのゼリーをみんなでいただく。

16：00 車に乗って帰宅
帰りは看護師が送ってくれた。泊まる日は18時頃夕食をいただいてから20時頃就寝。

4) 看多機の看護師のある日の1日

8：00　準備
介護職が療養者を迎えに行っている間に、今日通いを利用する方に必要なケアを確認し、物品の準備をする。
午後訪問する人もいるので訪問かばんの中身も確認。

9：00　申し送り、打ち合わせ、バイタル測定
午前入浴するＩさんは要介護5で全介助なので介護職と一緒に行う。手順や物品の打合せ。集まってきた方のバイタルサインを順番に測定。

10：00　看護ケア
Ｉさんが入浴する前に排便のケア（マッサージで促すなど）の必要性を情報や観察から判断する。
食事から排泄まで包括的に把握できるので、無理に浣腸などをせず自然な排便の促しを心がける。その後入浴介助。介護職と協力しながら手際よく。全身の観察を行い、仙骨部にできかけていた発赤に処置を行う。爪白癬に薬剤を塗布。

11：30　経管栄養の準備
介護職が療養者に昼食前の体操をしてくれている間に、浴室の後片付けとＡさんの経管栄養の準備。注入薬剤の確認と白湯に溶かして注入しやすくする。

12：00　経管栄養実施
Ａさんの薬剤投与は胃ろうからの経管栄養をはじめる前に行っている。体位の確認、胃液を吸引し胃ろうチューブの位置確認、胸部聴診を行い、呼吸ケアと吸引、口腔ケアを行ってから経管栄養をはじめる。栄養剤は半固形にしてあるので、専用注射器でゆっくり注入する。その際、Ａさんの観察を忘れない。Ｉさんの妻がペースト食に関心をもっていると介護職から聞いたので管理栄養士に相談、妻に作り方を教えてもらうようにした。

13：00　家族との談話
経管栄養終了。Ｉさんの妻が昼食に同席していたので最近の様子を話す。

13：15～14：00　交替で休憩

14：30　訪問看護へ
状態が低下してきた100歳のＳさんの自宅に訪問看護のために向かう。Ｓさんのお嫁さんが疲れてきているので「ミモザに泊まることと自宅で過ごすことを交互に行ってもいいのでは？」とすすめる。

15：45　ミモザに戻る
Ｓさんの家族と話したことをケアマネジャーに報告・相談し調整依頼をした。
同じ施設にいるので連携がとてもスムーズで早い。

16：00　主治医に報告、記録、カンファレンス
本日のＳさんの状況と今後の調整について主治医に報告する。
通いに来ていた方と訪問した方の記録を行う。
看護と介護が一緒にカンファレンスを行う。療養者の情報の共有と介護の訪問時留意する点やＳさんの今後について看護の視点を伝えた。

17：30　勤務終了

5）看多機における実習で学んでほしいこと

（1）療養者の生活を介護と協働で丸ごと支える

　訪問看護をしていた看護師は「点で見ていた療養者を面で見るようになったら、見方が少し変わった」と話しています。訪問看護は回数や時間の制限もあり、状態の判断、医療的なケアなど看護師がどうしてもやらなければならないことを手際よく行うのが普通です。それに比べ看多機では、朝から夕方、時には夜の状態も把握でき、療養者の暮らしの全容が把握でき、そのなかから必要なケアを提供していきます。これは看護が行う、これは介護が行うとあまり区別することなく食事や排泄、清潔の援助などを介護職と協働で行っていきます。介護と看護の連携、協働の様子をまず学びましょう。もちろんそのなかで医療職としての判断、必要なケアを提供するのですが、「医療職である看護職が生活を支えるとはどのようなことか」を考察できると思います。看護が入ると誰にとってどのようなことが安心につながるのか（療養者だけではないはずです）という視点をもちましょう。

　また、そのなかから看護のもつ機能について考察を深め、看護とは何かについてまで学習できると素晴らしいと思います。

（2）在宅療養を支える

　看多機は、医療依存度が高かったり、介護力が不足しているけれど自宅で看取りをしたいなど、今まで在宅で最期まで過ごすのは難しいのではないかと思われる療養者やその家族を支え、その願いを叶えることができるサービスです。通う、泊まる、訪問してもらう、という3つのサービスがほぼ同じ職員で提供されることにより、家族の安心やレスパイトを提供することが可能です。また看多機と家との暮らしを丸ごと整えることで在宅療養の継続も可能となるのです。たとえ週に1日でも自宅に帰ることができるなど、ケースによりどのような点が在宅療養支援につながっているのかを学びましょう。その際、療養者や家族はどんな願いやニーズをもっているのかを知ること、把握することがとても重要です。

（3）地域との関わりを構築する

　看多機は地域密着型サービスです。まず皆さんは地域密着型サービスとはどのようなものか、何が期待されているかを事前に学習して実習に臨む必要があります。そのうえ

で、実習に行った看多機が地域とどのようにつながっているか、関わりをもっているか、あるいは関わろうとしているかを学んできましょう。坂町ミモザの家でいえば、それまで訪問看護が培ってきた地域とのつながりをいかし、多様なボランティアがその運営に関わっていたり、地域コミュニティとともに豊富なイベントを開催しています。

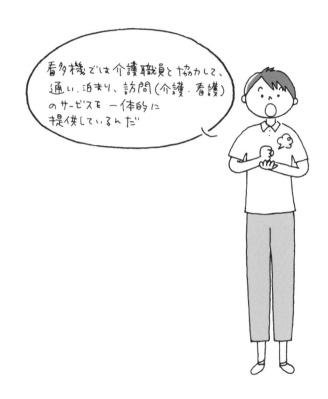

看多機では介護職員と協力して、通い、泊まり、訪問（介護・看護）のサービスを一体的に提供しているんだ

【文献】
1）かんたき虎の巻：令和2年度厚生労働省老人保健健康増進事業「退院後の円滑な介護サービス利用のための介護事業所と医療機関の連携強化事業」
2）日本看護協会：都道府県別の看多機事業所数（2021年3月25日時点）
https://www.nurse.or.jp/nursing/zaitaku/kantaki/pdf/prefecture.pdf
3）坂町ミモザの家ホームページ
http://www.cares-hakujuji.com/services/mimoza

資料提供協力：坂町ミモザの家

5 地域包括支援センター

1）地域包括支援センターってどんなところ？

（1）目的

　地域包括支援センターは、高齢者が住み慣れた地域で安心して過ごすことができるように、包括的および継続的な支援を行う地域包括ケアを推進することを目的としています。地域包括ケアシステム構築は市町村の責務であり、保健師等、社会福祉士、主任介護支援専門員がその専門知識や技能を互いにいかしながらチームで活動し、地域住民とともに地域のネットワークを構築しつつ、個別サービスのコーディネートも行います。

　市町村が地域（中学校区）に設置しています。全国に 5,221 か所（2020 年 4 月末現在）あり、運営形態は、市町村直営が 21.1 ％、委託型が 78.9％で委託型が増加傾向にあります[1]。自治体によっては「シニアサポートセンター」「ささえあいセンター」など別称で呼ぶところもあります。

（2）期待される機能

- 地域のネットワーク構築機能

　関連機関と連携しながら、地域におけるフォーマルおよびインフォーマルな社会資源を網のように相互につなげていくことで、住民への情報提供、住民ニーズの発見、住民による支援、専門職連携等ができます。

- ワンストップサービス窓口機能

　1か所で相談からサービスの調整に至る機能を発揮することで、要件ごとに相談先を転々とすることを防ぐことができます。

- 権利擁護機能

　高齢者に本人が有する権利についての理解を深めてもらう活動を行い、また、権利侵害の予防と発見、権利保障に向けた対応を行います。

- 介護支援専門員支援機能

　地域の介護支援専門員に対し困難事例への直接的な介入支援や、環境面を整備す

るなどの間接的な支援を行うことで、介護支援専門員のサポートを行います。

（3）主な業務

　日々の主な業務は、高齢者の地域での生活継続のための介護予防推進事業、健康・介護に関わる総合相談業務、成年後見制度の活用や虐待への対応などの権利擁護業務、包括的・継続的ケアマネジメント支援等地域のつながり促進支援業務です。高齢者個人に対する支援の充実と、それを支える社会基盤の整備のために地域ケア会議も行っています。また地域の医師会等と緊密に連携しながら、地域の関係機関の連携体制の構築を図る在宅医療・介護の連携推進も行っています。

（4）職員配置

- 主任介護支援専門員　⇒　「包括的・継続的ケアマネジメント」
- 保健師（経験のある看護師）⇒　「介護予防に関する業務」
- 社会福祉士　⇒　「総合的な相談窓口機能」「権利擁護に関する業務」

　三職種はそれぞれ1名以上専任の職員を配置しています（ただし、小規模町村の単独設置では兼務が認められています）。専任の職員配置ではありますが、互いに協力し合い個人支援、事業所支援、イベント開催、地域連携の推進などに取り組んでいます。

　自治体によっては上記の三職種の他に、生活支援コーディネーター（地域支え合い推進員）や認知症地域支援推進員などが配置されています。

Column

経験のある看護師とは

　地域包括支援センターには、包括的支援事業を適切に実施するため、原則として①保健師、②社会福祉士、③主任介護支援専門員を置くこと（施行規則第140条の66第1号イ）が定められています。しかし三職種の確保が困難である等の事情から、これらに準ずる者が示されています。保健師に準ずる者として、地域ケア、地域保健等に関する経験のある看護師（准看護師は含まない）とされています。

　2019年度より、これに加え、高齢者に関する公衆衛生業務経験を1年以上有する者とするとなりました。しかし、「公衆衛生業務」の具体的内容を厚生労働省が示していないことから、解釈は自治体により異なります（地域包括支援センターの設置運営について（平成18年10月18日老計発第1018001号、老振発第1018001号、老老発第1018001号））。

（5）具体的な仕事内容

　朝はミーティングからはじまります。三職種で相談事例の情報共有をし、連絡が入った時にどの職員でも対応できるようにします。また支援の方向性について三職種の専門的な意見交換も行います。

　看護師は、自助を促進する介護予防教室、互助をサポートするサロン活動支援、認知症の理解の普及啓発活動を主として担当しますが、地域ケア会議にも参加しています。さまざまな業務を行います。個別相談は予約不要の随時対応をしています。電話や来所での相談だけでなく、サロンなどで介護の相談を受けることもあります。

　普段から地域のなかでネットワークをつくっていくことで、さまざまな介護相談にタイムリーに対応することができます。専門職間だけでなく地域住民との関係づくりや連携が大切です。

2）地域包括支援センターの看護師のある日の1日

8：30　ミーティング
昨日までの申し送りと本日の予定の確認、気になるケースについての情報共有など。

9：00　事務作業
メールの確認、関係機関との電話連絡。

9：30　打合せ
A町内会の会長が来所し、来月の介護予防教室の打ち合わせ。

10：00　地域の自主活動サロン参加

11：00　相談対応
サロン終了後に、参加者から急遽、近所の方について相談を受けた。
隣家に高齢夫婦がおり、ご主人のもの忘れが進んでいるようだ。妻も病弱のため、弁当の買い物を頼まれ届けている。子どもも遠方であまり来ていないので、今後のことを相談したいという内容。

12：00　昼食

13：00　講座の準備

14：00　小学校で認知症サポーター養成講座
地域内の小中学校や企業から依頼を受けて、認知症についての理解を深めるための出前講座を行った。

15：30　相談対応
午前中の個別相談について、訪問調整。

17：00　記録を終えて業務終了

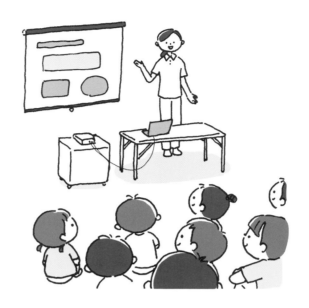

3）地域包括支援センターにおける実習で何を学んでほしいか

　地域包括支援センターは、地域包括ケアシステム構築の中心的役割を担っています。地域のあらゆる健康状態の高齢者を支援している場所であり、地域づくりも行っています。主な業務は、介護予防支援および包括的支援事業（①介護予防ケアマネジメント業務、②総合相談支援業務、③権利擁護業務、④包括的・継続的ケアマネジメント支援業務）で、制度横断的な連携ネットワークを構築して実施しています。どのような実践が地域包括ケアのまちづくりにつながっているのかを考えてみましょう。

　また、三職種といわれる保健師（看護師）、社会福祉士、主任介護支援専門員が、どのような方法で連携しているのかを見てください。そして明確な役割分担がないのはなぜなのかを考えてみましょう。

　地域包括支援センターの看護師は、基本的に訪問活動において血圧計をもって歩きま

せん。地域活動に参加し、コミュニケーションをとりながら個々の体調を観察しています。さりげなく気遣い、必要に応じて個別に声をかけるなど、地域の一員として地域に溶け込んで活動しています。地域包括支援センターの看護師は、"何でも屋であること""ジェネラリスト看護"が要求されます。病気の相談といっても、"病気そのもの"だけでなく"病気を抱え生活していくことの相談"が主になります。学生の皆さんには"全人的にみる"という視点で、個別支援や介護予防事業の実際を学んでほしいです。

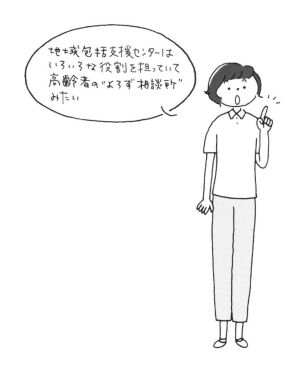

【文献】
1) 厚生労働省：地域包括支援センターの概要.
   https://www.mhlw.go.jp/content/12300000/000756893.pdf
2) 地域包括支援センター運営マニュアル検討委員会：地域包括支援センター運営マニュアル2訂. 長寿社会開発センター，2018.

それぞれの場の特徴や
看護の役割を
復習しておこう！

第5章

対象の特徴を理解しよう

― 実習で学んでほしいこと

　地域・在宅看護の対象は、疾病・障害、ライフステージ、家族の状況など、個別性に富んでいます。1回の訪問では、対象や家族の状況や、看護師のやりとりの真意や意図、ケアの意味を理解することは容易ではありません。事前学習や見るべきポイントを押さえて、実習に臨みましょう。わからないところがあっても当然です。不明な点や疑問点をそのままにせず実習期間内に確認しましょう。

1 小児（医療的ケア児）

生活するなかで医療的ケアを必要とする子どものことを、「医療的ケア児」と呼んでいます。また、重症心身障害児は、重度の身体障害と知的障害をあわせもった子どもをいいます。ここでは、小児を対象として訪問看護を提供する際のポイントを解説します。

1）実習前に確認しておくこと

（1）小児訪問看護の対象と特徴

新生児医療の発達により、超未熟児や先天的な疾病をもつ子どもなどの救命率が高くなりました。その結果、医療的ケアを必要とする子どもの数は増加傾向にあります。実際に、医療的ケアの中身にはどのようなものがあるのでしょうか。表1にまとめます。

わからない項目がある場合は実習前にどのようなものか調べてイメージできるようにしておきましょう。具体的な使用手技等を実践する機会は少ないと思いますが、必要物品や実践上のポイントを押さえておくと役に立ちます。また、小児訪問看護の場合、成長に合わせてケアの方法を再検討する点が特徴です。小児訪問看護は、退院時から長く

表1 医療的ケアの内容

● 人工呼吸器管理（カフマシン・NIPPV・CPAP など）
● 気管内挿管、気管切開
● 鼻咽頭エアウェイ
● 酸素吸入
● 6回/日以上の頻回の吸引
● ネブライザー　6回/日以上または継続使用
● 中心静脈栄養（IVH）
● 経管（経鼻・胃ろう含む）
● 腸ろう・腸管栄養
● 継続する透析（腹膜灌流を含む）
● 定期導尿（3回/日以上）（人工膀胱を含む）
● 人工肛門

かかわることもありますが、転居などの理由で利用する訪問看護ステーションが変わることもあります。変化に対応し、継続的な看護が提供できるような視点を学習しましょう。

（2）成長発達と療育

　子どもは家庭や地域のなかでの生活や遊びを通して発達・成長していくものであり、医療的ケアが必要な子どもに対しても同様に養育・保育の場や視点は欠かせません。まずは、子どもの成長と発達の経過を確認しておく必要があります。出産や育児の経験があれば、実体験としてわかりやすいのですが、なかなかそうはいきません。母親・父親向けの育児の商業雑誌を読んでみるのもおすすめです。

　また、気管切開や人工呼吸器を装着している医療的ケア児は、施設によって受け入れができない場合もあり、年齢によっても利用できる養育施設は異なります。対象児が住んでいる地域にどのような療育施設、療育サービスがあるかを確認してみましょう。

2）実習で見てきてほしいこと

（1）患児と家族（両親やきょうだい等）双方の支援

　小児訪問看護では、対象児だけでなく家族、特に主介護者となる母親や父親との信頼関係の構築が重要となります。留守中に訪問するケースもあります。留守中の訪問看護師の行動を気にする両親は珍しくありません。両親の気持ちにどのように注意を払い、連絡を取り合っているか確認してみましょう。看護師は訪問時のみケアを行いますが、家族はほぼ24時間子どものケアにあたっています。家族の気持ちに配慮した問いかけや支援が必要です。特に、家庭で子どものケアをする場合、家族が子どもの障害を受容できているかどうかは重要なポイントになります。子育てがはじめてだったり、障害がある子どもへの理解が不十分だったりすると、どう接したらいいのかわからないこともあるでしょう。小児訪問看護の現場では、自宅で親と話をしている時の親と患児の表情や行動、言動からその様子がうかがえることがあります。

　両親が患児のケアや観察、養育にかかりきりになってしまうことで、きょうだいに影響が及ぶことがあります。直接的な訪問看護の対象は医療的ケアが必要な子どもですが、きょうだいの支援も非常に重要となります。きょうだいが赤ちゃん返りをするのは「見捨てられ不安」のあらわれと考えられます。レスパイトのためのショートステイなど、家族機能を保つための支援にも目を光らせてみましょう。

(2)「遊び」をリハビリテーションやケアに変換

　小児訪問看護では、ご自宅にある玩具や家具を活用し、身体全体を使って一緒に遊ぶこともリハビリテーションやケアとなります。訪問看護師が実施する何気ない遊びが、どのようにリハビリテーションやケアに置き換えられているか考えてみましょう。対象児が好きなキャラクターや遊びを把握して、ケアに取り入れることで、意欲や気持ちを高め、全身状態の保持と増進にむすびつけることが可能です。保育士を採用している訪問看護ステーションもあり、遊びのプロとともに対象児に効果的な遊びを検討していくこともできるでしょう。訪問看護師・職員が対象児に提供するだけでなく、家族にも実施してもらえるよう、どのような工夫がなされているかも確認してみましょう。

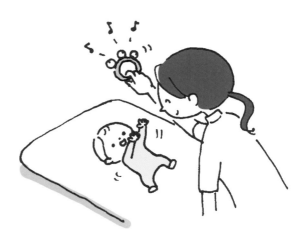

2 精神疾患をもつ療養者

　在宅医療の推進は精神科領域でも同様であり、社会背景の変化に伴い精神的不調を訴える人々は増加傾向にあるなかで、精神科訪問看護のニーズが年々高まっています。また、精神科訪問看護基本療養費が診療報酬に新設され、精神科の専門知識をもつ職員による訪問看護の提供体制基盤が強化されています。対象とする精神疾患は多様ですが、ここでは疾患によらず共通する基本事項について解説します。

1) 実習前に確認しておくこと

(1) 精神科訪問看護の対象の特徴

　精神科訪問看護の対象は、精神障害を有する者またはその家族等で、皆さんが出会う事例では外来通院している方、就労支援事業所や地域活動支援センターで活動している方、一般就労している方等がいらっしゃいます。精神疾患をもつ療養者に出会うと「この方はどこに支援が必要なのだろうか？」と感じることがあるかもしれません。なぜなら、必ずしも目で見てわかる障害があるわけではないからです。薬物療法などによって症状が鎮静化している場合もあれば、一部の幻聴や妄想が出現している場合もあります。

　主なケアは、その人の強みやニーズを支え、相談、助言、情報提供、観察とアセスメントが多い傾向にあります。具体的には、服薬、受診、金銭管理、居場所づくり等の個別支援や医療機関／関係機関、保健・医療・福祉関係者との連携です。精神面だけではなく身体の不調や合併症の管理など身体面のケアもあわせて必要です。精神保健福祉士（PSW）、心理職（臨床心理士、公認心理師等）、ピアサポーターなど、精神科訪問看護に特徴的な関係職種も確認しておきましょう。精神疾患の理解は教科書や参考書をご参照ください。

(2) アセスメントのポイント

　精神科訪問看護に出向いた時、部屋の環境はどういう状態でしょうか？　カーテンや窓が開いておらず暗い状態であるかもしれません。皆さんのなかには、基礎看護学で環

境を整えるという看護支援において、部屋は明るく、空気はきれいに…と習ったので、部屋の暗さに違和感を覚える人もいるかもしれません。しかし、部屋の暗さにも、症状から自分を守る意味や外部との接触に抵抗を示している意味があったりします。本人はその理由をすぐに教えてくれない場合もあるので、まずはありのままの環境を含めて本人を理解していきましょう。

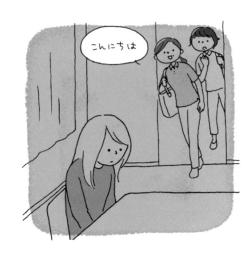

　療養者の精神症状の重症度を示す尺度としてGAF尺度が必須になっていますので確認しておきましょう。アセスメントする視点として、生活史、趣味、水分摂取量の不足と過多、食事摂取量の不足と過多、食事内容、喫煙状況、排泄行動、整容、住環境、活動の不足と過多、交通機関の利用、金銭管理、睡眠（休息の取り方）、自傷他害行為の有無があります。特に、精神的不調は受診拒否、拒薬、訪問看護の拒否、訪問時の不在が続くといった形であらわれやすいです。

(3) 信頼関係づくりとコミュニケーションのトレーニング

　いざ、精神疾患をもつ療養者とコミュニケーションをとろうとなると不安ですよね。学内の精神看護学の授業ではプロセスレコードを作成したと思います。地域・在宅看護実習でも活用できます。まずは互いに理解し合い、関係性をつくっていくことが大事です。自己紹介をしながら話を進めていけるよう準備をしましょう。いきなり知らない人が自分の生活に介入してくることに違和感や恐怖感を抱く人も少なからずいます。人との距離感や境界が不安定になりやすいことや、関係性によっては被害感をもたれないような配慮が必要です。一般の人には理解が得られにくいことも、症状が落ち着いている時には安全だと思った人を選んで話を切り出してくれることもあります。

2）実習で見てきてほしいこと

(1) 服薬支援にはどのような意味があるのか

　精神科で使われる薬剤には、抗精神病薬、抗不安薬、睡眠薬、抗うつ薬、気分安定薬、抗てんかん薬、精神刺激薬などがあります。内服管理については、どのように薬の管理

をしているか確認してみましょう。そして、飲んでいるか飲んでいないかではなく、どうして飲むようになったのか、飲むことをどのように思っているのか、本当は飲みたくなかったり、飲み心地や効果をどのように感じているか、一緒に考えてみましょう。その先には、拒薬や飲んでいない現状の解釈を助けてくれるヒントがみえてくるはずです。

（2）就労支援とはどのようなものか

就労移行支援事業所のなかには精神障害（不安障害）の方を対象に訪問看護サービスを取り入れているところもあります。療養者の多くは相談者がいないがゆえに、せっかく就労の機会があっても自立を逃してしまっていることがあります。定期的に訪問看護が入ることで日ごろの体調を自分で知ることができ、それが体調を管理することにつながり、安定した就労移行支援事業所への通所につなげることができます。就労移行支援事業所は、障害の症状や興味のある分野や特性から最適な仕事が提案できる一方、看護師は療養者の健康・安全面から最適な仕事や職場条件を提案することができます。

（3）精神科訪問看護における「家族」とは

本人の不安定な状態が続いていると、家族の不安定な心情も出現します。死別や別居による家族構成の変化、家族の高齢化や病気の発症は精神疾患を抱える本人に大きな影響を与えます。これまで家族が援助できていたのに経済的にも支援ができなくなることで、家族関係や本人の病状は変化していきます。家族の変化に注意を払いながら観察とアセスメントをしてみましょう。家族と本人それぞれの理解には、家族の思いと本人の思いを別々に聞く場の設定も必要です。家族が本人に対して不満や失望、怒り、敵意、過保護や過干渉が起きていないか、どのような関係性がありえるのか捉える必要があります。家族への支援として、病気を正しく理解してもらうため、同じ環境にある家族同士が話し合える場としてピアサポートや家族会への参加をすすめることも方策のひとつでしょう。

3 ターミナル期にある療養者

ターミナルとは、人生の最終段階でかつ予後が数か月以内と考えられる時期の療養者です。なかには、数日以内と非常に予後が短いと予測される時期に、訪問看護の利用がはじまることがあります。

1）実習前に確認しておくこと

（1）疾患と経過

ターミナルの時期に起きる変化は、疾患は違っても、亡くなる前2週間にみられる症状や生活の変化は共通点があるといわれています。しかし、消化器がんでは食事摂取量の低下や嘔気・嘔吐、肺がんでは呼吸困難など、疾患によって特有な症状や経過があるので、対象の疾患やこれまで行った治療を事前に学習しておくことが重要です。それによって、療養者とのやりとりや訪問時に行う観察やケアを、ある程度、予測しておくことができるからです。

（2）ターミナル期にみられる症状や生活の変化

ターミナル期は、図1に示したように、身体的に苦痛な症状が出現または増加し、食

図1 ターミナル期に起きる生活の変化

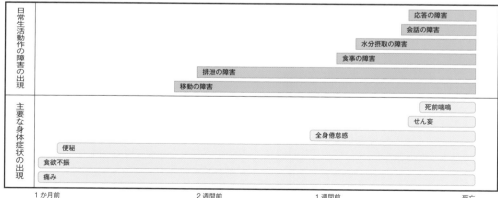

事や活動などに変化がみられるようになっています。逆に言えば、これらの症状を知っておくと、残された時間が概ね予測ができるので、確認しておきましょう。

（3）全人的苦痛と緩和ケア

　苦痛の理解として、全人的苦痛とそれを構成する４つの痛みである、身体的、心理的、社会的、スピリチュアルな痛みを確認しておいてください。がん患者の場合は、特にがん疼痛の緩和が重要になります。この場合、医療用麻薬を使用し、投与方法は内服、持続皮下注入、貼付剤など多様なので、薬剤の種類や特徴を調べておきましょう。

2） 実習で見てきてほしいこと

（1）本人の苦痛、どこがどのようにつらいのか

　ターミナル期の療養者は、どこかに苦痛を感じています。また、苦痛は複数の原因、複数の症状が、複数の場所で同時に起きていることがあります。苦痛の緩和を図るには、まず苦痛を把握することからはじまります。直接、本人に尋ねたり、家族からの情報を得たり、これまでの訪問記録や担当の訪問看護師からも情報を得てください。つらそうに見えても、相手を心配する気持ちで接すれば、つらい経験を教えてくれる方も多いです。

（2）この１か月の病状や生活の変化

　出会った日とその前の１か月の様子を、訪問看護記録から情報をとるか、訪問時に直接、本人や家族から話を聞くと、生活の変化がわかります。たった１か月であっても、痛みやつらさが変わったり、食事、排泄、移動、入浴などが変化しているので、こうした短い期間での変化を見てきてください。

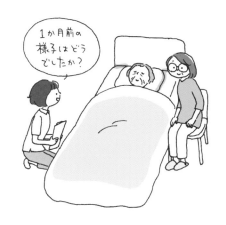

（3）本人と家族の苦痛緩和の実際

　訪問看護師は、本人の全人的苦痛の４側面の痛みを評価して、緩和するための医療やケアをしています。また、家族にも同様に、介護による心身のつらさの軽減のために、

体調を気遣ったり、ケア内容の変更を相談したりするところを見学できるかもしれません。

(4) 予期悲嘆のケア

　家族は、別れが近づくことに気づき悲しみます。訪問看護師は、これから起きる症状や生活の変化を伝えたり、家族の気持ちの表出を促したり、家族の介護を肯定し承認したりという関わりをします。大切な人との別れを予期し、あらかじめ悲しみを経験することを予期悲嘆といいます。訪問看護師が、これらの状況の受容を促し、本当の死に遭遇した時の悲しみの軽減を図るために行う予期悲嘆のケアを見てきてください。

(5) 緊急時の対応の共有

　ターミナル期の療養者にみられる緊急時とは、突然の出血や意識障害など予期せぬ病状の変化や、転倒やせん妄の出現・悪化など介護で戸惑う場面などです。また、予測はされていても、死に至る呼吸の変化や意識障害など、ターミナル期には、訪問看護師が家族と連絡をとることが多くなります。そのため、どのような時に、どのような方法で連絡するといいのか、家族がわかりやすい方法で伝えています。緊急時の対応について、訪問看護師と家族がどのように共有しているかを確認してください。

(6) 死亡確認や看取りのケア

　ターミナル期の療養者が、自宅で最期を迎える場合、自宅で死亡確認が行われます。死亡確認は、主治医によって行われますが、訪問看護師と主治医のそれぞれの状況により、死亡確認時の訪問の手順が違ってきます。実習では死亡確認の場面に立ち会うことはほぼありませんが、在宅看取りの事例があれば、訪問看護記録を閲覧させてもらって、流れを確認してみましょう。病院での死亡確認とはかなり異なりますので、ここは指導者にしっかりと聞いてください。

難病をもつ療養者

　難病とは、発病の機序が不明で、治療法が確立していない希少な疾患をいいます。厚生労働省から指定難病とされているものだけでも疾患は300以上もあります。なかには先天性の疾患もあり、それらは小児看護実習でも出合いますが、ここでは主として成人および老人の訪問看護でみられる難病を解説します。

1）実習前に確認しておくこと

（1）疾患と経過

　難病といわれる疾患は多数ありますが、訪問看護の対象となるのは、筋萎縮性側索硬化症（ALS）やパーキンソン病などの神経難病が多く、疾患によって症状や障害の特徴が異なります。また、神経難病の療養者の場合、診断されてから訪問看護を利用しはじめるまでの期間が長く、各疾患の特徴的な症状や経過、治療について学んでおきましょう。

（2）難病でよくみられる障害の特徴

　神経難病の療養者によくみられる障害は、運動障害、呼吸障害、嚥下障害です。そのため、振戦や運動失調といった神経難病にみられる運動障害の特徴を確認しておきます。運動失調や筋力低下により呼吸障害が起きると、気管切開や非侵襲的陽圧換気療法（NPPV）や人工呼吸療法を行っていることもあります。これらの処置や機器についても復習しておきましょう。さらに、嚥下障害がみられる療養者では、嚥下障害の程度や障害に合った食事形態、あるいは嚥下障害による栄養不足を補う方法としての経管栄養法についても、事前学習をしておくとよいでしょう。

（3）難病をもつ療養者の心理

　難病は希少な疾患であることから、多くの療養者が診断までに長い時間やいくつもの検査を要しています。また診断が確定しても治療法がなく、徐々に病状が悪化し、長期

の療養が必要となります。こうした特徴から、疾患や障害について心理的な苦痛が大きいといわれています。そして、遺伝性の疾患の場合は、子や孫への遺伝に対する不安や家族内でも疾患を伝えないといった、複雑な心理を学習しておくとよいでしょう。

（4）難病をもつ療養者に関する制度

　難病をもつ療養者は若年者もいますので、介護保険以外の制度を利用している場合もあります。障害者総合支援法や難病医療費助成制度など、難病をもつ療養者の生活を支える制度やしくみを確認しておくと理解が深まると考えます。

2）実習で見てきてほしいこと

（1）症状や障害

　療養者によって個々の症状や障害部位・程度が異なります。また症状や障害による生活への影響も、それぞれの暮らし方、家族、職業などによっても違います。症状や障害がどのように生活に影響しているかを見てきてください。症状や障害を緩和するために、経管栄養、人工呼吸器、在宅酸素などの医療処置・機器を使っていることも多いので、何をどのような目的で使用しているか、確認してみましょう。

（2）症状や障害に合わせた生活環境

　対象の生活は、症状や障害によって、移動や排泄、入浴動作に介助が必要であったり、食事や会話が困難であったりと多様です。個々の残存機能をいかして生活できるよう車いすやベッド、手すり、あるいはクッションや家族を呼ぶためのナースコールなど、快適に過ごすための生活環境を見てきましょう。

（3）コミュニケーションの工夫

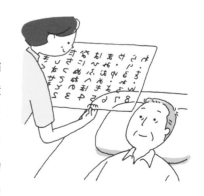

　文字盤やPCといった道具、まばたきの回数や指先の動きを用いた合図など、コミュニケーションの障害を補う工夫がみられます。そして、それらを使いこなす家族やケアチームとのやりとりを見ることができるでしょう。さらに、日常生活動作のほとんどに介助が必要であっても、意思表示ができることで、その

人らしさが尊重されている様子を見てきてください。

（4）難病とともに生きるという生き方

　難病をもつ療養者は、治療法が確立していない、同じ病気の人が近くにいない、自分の病気を周囲が理解してくれないなど、さまざまな思いを抱えています。そして、難病とともに生きていくなかで、病気との生き方の折り合いをつけようとしています。葛藤や困難もあるなかで、どのような思いで暮らしているのか、療養者の思いを聞いたり、考えたりすると、これまでの学習がより理解できるのではないでしょうか。

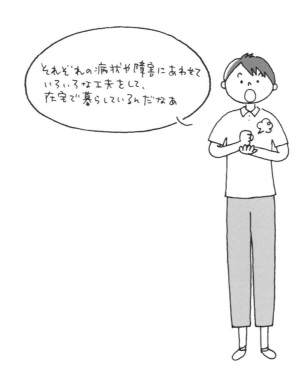

認知症をもつ療養者

　認知症をもつ療養者の数は増加していて、訪問看護の利用者にも多い疾患です。看護学生の実習の多くは病院内の実習ですから、すでに病院実習で認知症患者に出会っているかもしれません。しかし、急性期病院という不慣れな環境での様子と、住み慣れた場所で過ごす姿とでは、きっとずいぶん違うと思います。

1）実習前に確認しておくこと

（1）認知症の種類と特徴

　認知症には、アルツハイマー型やレビー小体型など、大きく４つの種類があり、その特徴も違います。これらの特徴を、特によく見られる症状を中心に確認しておきましょう。実際の訪問で、症状の観察や、家族からの情報のなかで確認するのに役立つでしょう。

（2）認知機能の評価

　認知機能の評価方法はいくつかあります。病院でこれらの評価がされている療養者もいれば、こうした客観的な評価を受けていない人もいます。生活のなかで機能の変化を見極めるためには、きちんとした検査でなくても、評価項目の一部を使うことがあります。どのような方法があるか調べておくと、訪問先で看護師と家族が、世間話のように情報交換していることに、評価が含まれていることがわかるでしょう。

（3）認知症をもつ療養者に対する効果的な接し方

　認知症をもつ療養者は言語の理解や記憶が低下していることも多く、言葉による挨拶だけでは伝わらないこともあります。むしろ、笑顔の表情とか、目を合わせてうなずくとかの非言語的コミュニケーションによって、安心する傾向があります。

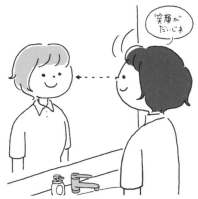

日頃の自分のしぐさより、少し大きく表現するイメージだと思います。こうした認知症をもつ療養者に対する効果的な接し方を事前に調べておきましょう。できれば、知識だけでなく、鏡を見て練習したり、学生同士でやってみたりするのもいいですね。

（4）認知機能の低下予防の方法

　介護保険のサービス提供者や家族は、認知機能をできるだけ維持したいと考えます。病院から退院した直後には、入院中に一旦低下したものを回復させようとして、いろいろな刺激を試みます。認知機能の低下予防にどのようなものがあるか調べておくと、生活パターンのなかに取り込まれている低下予防策に、気づくことができると思います。

2）実習で見てきてほしいこと

（1）認知症をもつ療養者の表情や動作・行動

　病院で治療を受けている認知症患者の多くは、苦痛や不安があり、時にせん妄が加わって怒りや興奮を示していることがあります。しかし、在宅で過ごす認知症をもつ療養者は、穏やかで、安定している人が多く、病院での患者とは大きくイメージが違うでしょう。療養者の表情や、家庭内で家事や趣味活動を行っている様子などを見てきてください。これが、本来のその人の姿なのです。

（2）家族の認知症をもつ療養者への思い

　在宅で穏やかな認知症をもつ療養者であっても、認知機能の低下は生活のさまざまなところに支障が出てきます。疾患を理解し、機能低下を補える家族ばかりではありません。認知機能の低下によって、食事や排泄の介護負担が増えたり、機能の低下を受け止められず葛藤していたりします。そうした気持ちを実際に聞いたり、過去の訪問記録を読んだりして、家族の思いを学んでください。

（3）暮らしのなかでの認知機能の評価

　訪問看護師がどのように認知機能の変化を評価しているのか、観察してください。訪問同行の場面で見られなかった場合は、訪問記録からも学ぶことができます。数年にわたって利用している人がいれば、過去の記録を見せてもらうと、訪問看護師の記録から、看護師がどこを見ているかがわかります。そして、数年かけて段々と機能が低下してき

た経過がわかるでしょう。こうしたことは訪問看護の実習だからこそ見学できると思います。

（4）認知機能低下予防の働きかけ

　認知機能の改善や進行の予防、そして行動・心理症状（周辺症状）の改善にむけて、地域のケアチームが動いています。一人ひとりでサービスの利用は異なりますが、一般的にはデイサービスや訪問介護などを利用している人が多いです。訪問看護をはじめとした、こうしたサービス提供者による働きかけのほかに、家族による生活のなかでの働きかけもあります。趣味やラジオ体操などの運動習慣を続けたり、できる家事を任せたりと工夫しています。また、訪問看護師が、そうした家族の努力や工夫を認め支えようとしています。訪問看護師と家族がどのようなやりとりをしているか、よく見学してください。

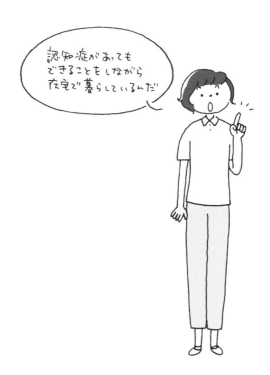

6 老老介護

1）実習前に確認しておくこと

（1）老老介護とは

　老老介護とはどのようなことをいうのか、そこにどのような問題があるのかを、確認しておきましょう。老老介護といわれる家庭は、高齢の夫婦や高齢の親子であることが多いです。そして、そこにはどのような問題が起きやすいのかを調べておくと、訪問先で問題の有無や程度を学ぶことができるでしょう。

（2）加齢とともに難しくなる生活動作

　高齢になると心身の機能が衰え、日常生活でできないことが増えていきます。脳卒中や骨折のような運動障害を残す疾患がなくても、生活の不自由さが増え、それは安全な生活も脅かします。高齢者だけの暮らしでは、例えば、電球の交換、ビンやペットボトルの開封、ゴミ出しなど、さまざまな不便さが出てきます。それを事前に知っておけば、不自由さを誰がどのように補っているかもわかると思います。

（3）高齢者に多い慢性疾患と治療

　高齢者世帯では、身体的には自立していて介護が必要でないかのように見えても、心疾患や糖尿病などの慢性疾患や認知機能の低下によって、周囲の支援が必要なこともあります。特に内科的な疾患では、内服薬の管理や適切な水分・栄養摂取が、健康管理には重要です。また定期的な受診も難しくなることがあります。誰が、どのような医療を必要としているのかを理解するために、高齢者によく見られる疾患や治療を事前に調べておきましょう。

（4）訪問看護で行う緊急時の対応

　高齢者世帯では、子や孫などが遠方に住んでいることも多いです。そのため、緊急時に親族が対応できないことも多いですし、高齢者自身が緊急事態を判断できないことも

多いのです。そこで、訪問看護が緊急で対応することがよくあります。そして最近では自然災害でも、こうした緊急の対応が求められます。訪問看護ステーションにおける緊急時の対応を、教科書などで確認しておけば、実習先ではどうなっているのか確認できますね。

2）実習で見てきてほしいこと

（1）老老介護のありのままの生活

訪問看護を利用している高齢者世帯は、介護される側もする側も健康問題をもっていることが多いです。学生から見ると、それは安全ではなく、時に清潔や栄養の面で不十分さが目立つこともあるでしょう。これなら、施設に入所するか、子や孫のところに転居したほうがいいのではないかと感じることも多いと思います。しかし、どうすべきかと考えるより、まずはありのままの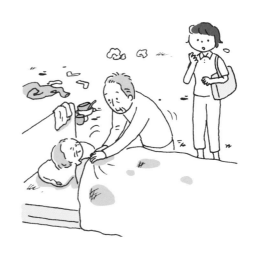
生活を見てきてください。そして、訪問の後でいいので、指導者や学生間あるいは教員と、なぜその家庭がそれを選択しているのか、そこで暮らすことにどんな意味があるのかを、考えてください。きっと、尊厳を守る、多様性を認めるといったことの難しさに気づけると思います。

（2）安全管理と緊急対応体制

高齢者だけだと視力や聴力の低下や、迅速な判断の難しさなどから、生活のなかでの安全確保が難しくなります。また、転倒や急な発熱などの急変や、自然災害時の避難の時などの判断が適切にできないこともよくあります。そのため、訪問看護師は、日頃から安全な暮らしを目指し、急変の予防や災害時の避難準備などを考えています。訪問先での安全確保と、事業所としての緊急時の対応の方法の両方を見てきてください。

（3）アドバンス・ケア・プランニング

アドバンス・ケア・プランニング（ACP）とは、今後の治療・療養について療養者・

家族と医療従事者が、あらかじめ話し合う自発的なプロセスです。この話し合いには、「療養者本人の気がかりや意向」「療養者の価値観や目標」「病状や予後の理解」「治療や療養に関する意向や選好、その提供体制」といった内容を含むとされています。具体的には、療養者・家族の希望や大切にしていることを尋ね、今後の病状の変化に備えて、もしもの時にどうしたいかを聞き、医療従事者と共有します[1]。

　高齢者は人生の最終段階にいるともいえます。いつ、どこで、命に直結する事態が起きないとも限りません。そのため、日頃から信頼関係ができた訪問看護師が、本人たちや離れて暮らす家族と、アドバンス・ケア・プランニングを確認していることがあります。例えば、急な病気で倒れて、治療しても治らないということになったら、どのような医療を受けたいか、あるいは受けたくないか、といったことです。これは在宅ケアチームの医師やケアマネジャーと共有していることもあります。ケアチーム内でそのような話し合いをした記録や、それをチームメンバーに連絡報告した記録があるかもしれません。実際の場面を見られなくても、指導者に質問したり、記録を見せてもらうなどして、確認するといいでしょう。

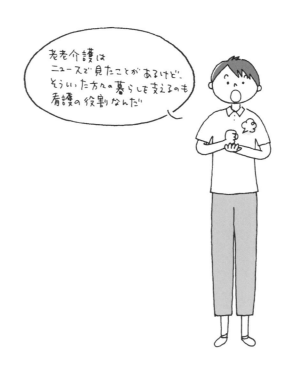

老老介護はニュースで見たことがあるけど、そういった方々の暮らしを支えるのも看護の役割なんだ

【文献】
1）厚生労働省：第1回　人生の最終段階における医療の普及・啓発の在り方に関する検討会, 資料3アドバンス・ケア・プランニング. 平成29年8月3日, 2017.
　https://www.mhlw.go.jp/file/05-Shingikai-10801000-Iseikyoku-Soumuka/0000173561.pdf

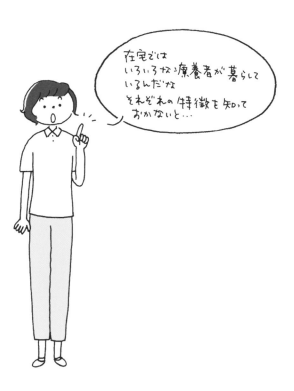

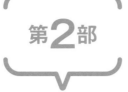

第2部

こんな時、どうする!?

実習で困った時の

Q&A

実習開始前

Q1 事前にどのような学習をしておけばいいですか？

A 実習施設の機能やしくみ、そこで働く職種とその役割、療養者によくみられる疾患や健康問題について、事前学習をします。

解説

　実習施設の機能やしくみ、そこで働く職種とその役割、療養者によくみられる疾患や健康問題について、調べておきます。講義や演習等で学んだ知識を実習施設で観察したこと、経験したことにつなげて、自分のものにするために、事前学習はとても大切です。

訪問看護ステーションの場合

　訪問看護ステーションで実習を行う場合は、①療養者・家族が退院してから訪問看護を利用するまでの流れ、②訪問看護と根拠となる制度（医療保険、介護保険、公費負担制度、精神科訪問看護など）との関係、③訪問看護ステーションの設置基準、④介護保険と医療保険における訪問回数・訪問時間、対象となる疾病の違い、⑤業務で使用される書式（訪問看護指示書・計画書・報告書など）について、把握しておきます（160 ～ 165 頁参照）。訪問看護利用者には、神経系難病、がん、生活不活発病、COPD（慢性閉塞性肺疾患）、心不全などの療養者が多いですから、このような疾患の治療方法やケアの特徴は事前に学習するとよいでしょう。特に、排便コントロール、胃ろう・在宅酸素療法・ストーマ・人工呼吸器管理、服薬管理などは訪問看護でよく行われるケアですので手順を確認しておきます。

訪問看護ステーション以外の場合

　地域包括支援センターや居宅介護支援事業所、通所施設、看護小規模多機能型居宅介護事業所などの施設で実習をする時には、それぞれの施設の機能やしくみ、働く職種を調べます。できれば、実習施設がある地域は、買い物や交通など生活の便がいい

のか、医療・介護施設が多いかなど、地域の特徴もインターネットなどで調べておくと、実習に行った時のイメージがつきやすいでしょう。

介護保険制度について復習しよう

　地域・在宅看護論（実習）を行う施設の多くは介護保険制度に関連しています。要介護認定の方法、ケアマネジメントの流れ、介護保険制度による訪問系、通所系サービスや施設サービスの内容や利用方法など基本的な知識を復習します。実習地域によって、サービス内容や方法が異なることもありますので、実習施設のある市区町村（自治体）のホームページなどからどんなサービスがあるのかを調べておくといいです。市区町村によっては、住民用に介護保険制度の利用方法やサービス内容のパンフレットを役所や地域包括支援センターなどで入手することができます。

　地域・在宅看護論（実習）でよく関わる職種には、かかりつけ医、ケアマネジャー、理学療法士、訪問介護員、社会福祉士などがあげられます。これらの職種の役割を学習しておきましょう。

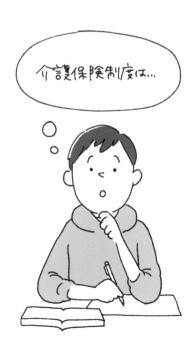

Q2 　実習目標はどのように立てればいいですか？

A 　実習要項を熟読し、何を学びたいのか具体的な目標を立てます。実習目標には実習を通しての「全体的な実習目標」と「今日の実習目標」があります。

解説

実習目標は学習のためのツール

　実習では、学生が主体的に学ぶことにより、実習施設で出合う知識や体験を自分のものにすることができます。そのためには、自分で実習目標を立てることはとても大切なことです。例えば、実習施設の指導者や職員は、地域・在宅看護実践ではさまざまな年代や疾患のある方々にケアを行っているため、限られた実習期間内にどのような療養者宅に学生を連れて行けばいいのか、学生にどのような体験をさせればいいのか、迷うことがあります。学生が「○○を学びたい」と自分で学習したい内容を表現することによって、指導する側も目標に応じて学びの機会を提供しやすくなります。実習では、指導を受ける側と指導する側の相互作用によって学び成り立ち、双方の良好なコミュニケーションがより良い学びにつながります。実習目標は学生の学習のためのツールです。具体的な目標をイメージできない場合は、実習で経験したい療養者の特徴、サービスやケアの内容を考えるといいでしょう。なお、良い実習目標を立てるためには、学生自身が地域・在宅看護の基本的な知識をよく勉強しておくことも必要です。

「全体的な実習目標」と「今日の実習目標」

　実習目標には、実習全体を通して何を学びたいのかという「全体的な実習目標」とその日に何を知り、体験したいのかという「今日の実習目標」があります。「全体的な実習目標」は実習初日等に実習指導者に伝えます。また、「今日の実習目標」については、毎朝実習指導者に伝えたり、訪問前に同行する職員に伝えたりします。いずれの実習目標も記録やメモに書いておくといいでしょう。

　「全体的な実習目標」の例としては、例えば、訪問看護ステーションなどで受けもち療養者を決めて看護過程を展開する実習の場合は、「対象者（の健康や生活）を理解すること」「対象者の看護上のニーズを把握し看護計画を立案すること」「計画に基

づいた支援を行うこと」などがあげられます。

　また、「今日の実習目標」は「全体的な実習目標」と関連づけて書きます。例えば実習初日の「今日の実習目標」としては、「記録と療養者との話から、療養者の食行動や服薬管理状況を知ること」などがあげられます。できるだけ、具体的に自分の言葉で実習目標を表現することで、学ぶ内容が明確になります。

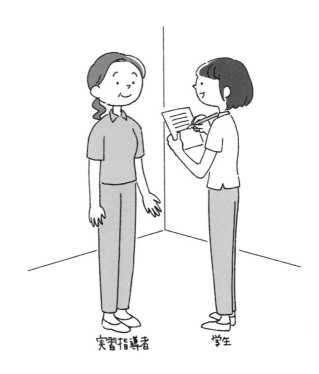

実習指導者　　学生

Q3   アレルギーをもっているのですが…。

A   アレルギーをもっていることを教員に相談しよう。

 解説

訪問先を調整するため、必ず教員に相談を

アレルギー症状について、何に対してどのような症状があるのでしょうか。地域・在宅看護実習で訪問する療養者のなかには、犬・猫などペットを飼っている方、掃除が困難な方がいます。犬・猫やハウスダストのアレルギーがある方は、実習前に必ず教員に相談しましょう。皆さんが安全に実習できるように教員や実習施設指導者は、実習環境を整える役割があります。教員と実習指導者は、事前に打ち合わせを行い、学生のアレルギーの有無について情報を共有し、犬・猫にアレルギーがある学生は、犬・猫を飼育していないお宅を訪問するように調整しています。皆さんが想像する以上に多様な環境に訪問する可能性があるため、「アレルギーをもっているけれど、しばらく症状が出ていないから大丈夫」と過信をせずに、疑わしい症状がある場合には医療機関で事前に検査を受けてアレルゲンを明らかにして、対策を講じておきましょう。

療養者宅で体調を崩してしまうと、職員や療養者に心配をかけてしまいます。職員の方が、療養者に提供する予定だったケアが十分にできないという事態に陥るかもしれません。アレルギー症状や気になる症状は事前に教員に相談をして、このような事態は避けるように調整してもらいましょう。

具体的な症状を伝える

アレルギー症状もさまざまあります。「犬・猫と同じ部屋にいるだけで呼吸困難が出現する。吸入薬を使っている。注射薬を持ち歩いている」など重度の症状をもつ人から、「ハウスダストに対するアレルギーがあり目や皮膚が痒くなる、くしゃみがでる、マスクを装着して手洗いをすれば症状はでない」など軽症の人もいます。どのような症状があるか、どのように日頃対処しているかを、教員や実習施設の職員など周囲の人にも伝えておくと、受け入れる施設の方も安心します。自身で体調を管理することに加えて、周囲に伝えることでアレルギーを誘発する環境を避けられるということも覚えておきましょう。

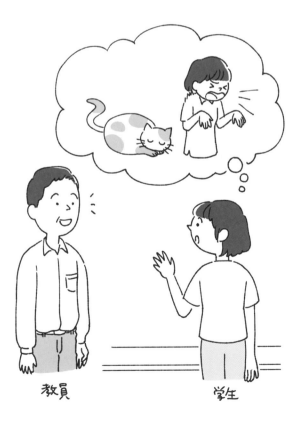

教員　　　　　　　　学生

Q4 実習中の持ち物は何ですか？

円滑に移動するための装備、水分と常備薬、替えの靴下を持ち歩こう！

解説

移動に必要な準備を万全に

　まずは、移動を円滑にするための準備をしましょう。実習中は、実習施設を離れて、療養者宅を連続して訪問します。都市部では自転車で療養者宅に移動することが多いです。

　レインコートなどの雨具を持参し雨天に備えましょう。ちなみに傘をさしての自転車走行は法律で禁じられています。学校によって、実習用雨具を用意していることがあります。自分に合ったサイズがあるかを確認しておきましょう。

　また、公共交通機関での移動では交通費が必要です。電子マネーや小銭などを持ち歩き、円滑な移動を可能にしておきましょう。

　猛暑での移動、風が吹く寒空での移動もあります。訪問先では、家の造りによっては外気より寒い環境で生活されている方もいます。実習中の体調を管理するためにも、着脱可能な防寒着を持参しましょう。脱水にならないように、水分も持ち歩きましょう。

安心のための持ち物

　常備薬も持参してください。アレルギーがある方は抗アレルギー薬、生理痛がある場合は鎮痛薬を持ち歩くと安心です。また、施設職員が運転する自動車に同乗させていただくこともありますので、車酔いをする方は酔い止めの薬も持ち歩くとよいでしょう。

　実習中に転倒してねん挫をしてしまったなど、医療機関への受診が必要になることがあるかもしれません。もしもの時に備えて、保険証も持参しましょう。

必須アイテムは靴下

　必須アイテムとして、靴下の替えを持参しましょう。療養者の健康状態によっては

掃除に手が回らないというお宅があります。その場合、療養者宅を訪問した後に靴下を履き替えることがあります。常に替えの靴下を持ち歩きましょう。

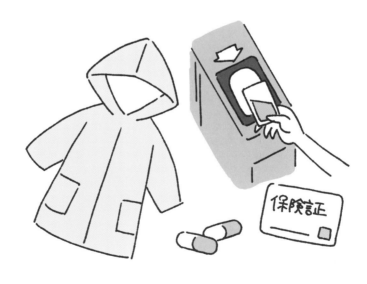

Q5 実習先が遠いのですが…。

A まずは利用可能な交通手段にはどのようなものがあるのか、どのくらい移動に時間がかかるのか、いくらくらい費用がかかるのか検索して比較表をまとめてみましょう。

解説

なぜ実習先が遠い場所に設定されるのか

　自宅の近くに実習先となる場所が沢山あるのにもかかわらず、なぜ近い場所が実習先にならないのでしょうか。一般的に実習先が遠くなる理由は、療養者と皆さんのプライバシーを守るためです。実習では生活者である療養者およびその家族と接することになります。仮に自宅に近い場所が実習先になった場合、実習時間外に自宅の前や近くのスーパーなどで遭遇する可能性があります。療養者や家族、皆さんにとっても気まずいですよね。双方のトラブルを予防するためにも実習先は比較的遠くなることが多いのです。

複数経路を調べよう

　複数経路の確認を下調べしましょう。経路を確認できるアプリケーションやタクシーが手配できるアプリケーションを活用しましょう。所要時間や所要料金の確認ができて便利です。道が複雑で、見つけにくい場所に実習先があることも少なくありません。迷いそうな場合はタクシーを活用しましょう。また、事前に近くのホテル等を活用するのもいいと思います。実習先までの移動に必要な経費について、自費または公費になるのか、所属の学校に確認をしましょう。

移動時間を活用しよう

　移動時間が長くなると自宅や学校での自習時間を確保することが難しくなりますね。移動中に、実習に関連する個人情報が漏洩することは避けなければいけませんが、個人情報に関係のない一般的知識を勉強することは可能です。書籍やインターネット上の信頼できるサイト、アプリケーションを活用してみましょう。その際、歩きスマホやながら勉強による事故が生じないように、電車やバスに座っている際などに限定しましょう。また、携帯デバイス（スマートフォンなど）のメモ機能を活用して、実

習中を通して思い浮かんだことや経験した内容を残しておくと、記録時に想起しやすくなり、記録時間を短縮することも可能でしょう。ただし、公共交通機関内でのメモ入力では、個人情報は入力しないこと、他人に見られないようにするなどの注意が必要です。また、実習記録作成後にメモの削除を必ず行いましょう。

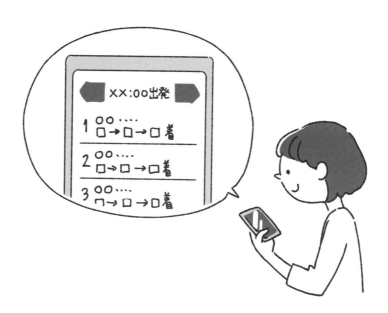

Q6 実習前日にしておくべきことを教えてください。

A 実習前日は、確認作業が大事です。体調を万全にして実習に臨むためにも、確認を終えたら夜ふかしせず早く寝ましょう。

前日に新たな知識をと詰め込み型の勉強をして、不安で寝れなくなってはいけません。以下の確認をし、夜ふかしせずに早めに寝ましょう。

● **連絡先の登録**

実習施設、担当教員（もしくは学校窓口）の連絡先を携帯電話に登録しておきましょう。携帯電話がなくても連絡できるようにメモを作っておきましょう。

● **持ち物を確認**

実習要項を参照して持ち物を確認しましょう。

● **実習施設までの行き方のシミュレーション**

シミュレーションには地図アプリやストリートビュー機能を活用しましょう。

● **友人との待ち合わせ場所の確認**

待ち合わせをして複数で移動する場合は、どこで待ち合わせするのか、友人の連絡先の登録も忘れずに行いましょう。

● **天気予報を確認**

雨や雪、暴風時は交通機関が乱れるため要注意です。事前運休の確認もあわせて行いましょう。

● **昼食の準備**

昼食が必要か確認し、必要であれば準備もしくはどこで購入するか確認しておきましょう。

● **早く寝る**

就寝前3～4時間以内のカフェイン摂取は、入眠を妨げたり、睡眠を浅くする可能性があるため、控えたほうがいいでしょう。カフェインは、コーヒー、緑茶、紅茶、ココア、栄養・健康ドリンク剤などに多く含まれています。寝床に入ってから携帯電話、ＳＮＳやゲームなどに熱中すると、目が覚めてしまいます。さらに、就床後に長時間光の刺激が入ることで覚醒を助長させます。夜ふかしの原因になるので、注意が必要

です。眠たくないのに無理に眠ろうとすると、かえって緊張を高め、眠りへの移行を妨げます。自分にあった方法で心身ともにリラックスして、眠たくなってから寝床に就くようにすることが重要です。特に、「今晩は眠れるだろうか」と心配しはじめると、緊張が助長され、さらに目がさえて眠れなくなってしまいます。こうした場合、いったん寝床を出て、リラックスできる音楽などで気分転換し、眠気を覚えてから、再度、寝床に就くようにするといいでしょう[1]。

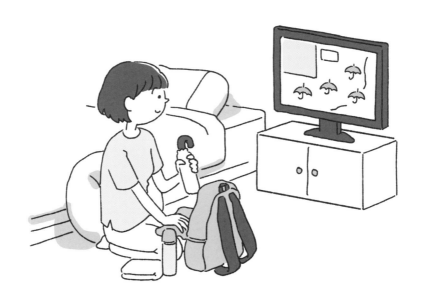

【文献】

1）厚生労働省健康局：健康づくりのための睡眠指針 2014. 平成 26 年 3 月 . pp3-16.
　　https://www.mhlw.go.jp/file/06-Seisakujouhou-10900000-Kenkoukyoku/0000047221.pdf

Q7 雨や暑い日、寒い日の実習で気をつけることはありますか？

 天候により訪問時の服装や持ち物が変わりますので、天気予報をしっかりチェックして、事前に準備物をそろえましょう。

解説

天候に合わせた持ち物を準備

　訪問看護ステーションでの実習では、療養者のお宅を訪問します。急な天候の変化により移動中や実習終了後の帰宅時に雨が降ったり、暑いなかでの訪問で熱中症になる危険があります。

　実習施設の家庭訪問時の移動方法に合わせて、折りたたみ傘やカッパなど、雨天に備えて準備しておきましょう。家庭訪問では、徒歩や訪問車での移動の他、自転車を使用することもあります。自転車の場合は雨ガッパを使うこともありますので、準備物を確認しておきましょう。

　また、屋外を歩く時にはズボンへの水はねにも注意が必要です。ズボンの裾や靴、靴下が濡れることがあります。療養者のお宅にお邪魔する時に、濡れた衣類で廊下やお部屋を汚すことのないように、ズボンの裾をまくる、取り替え用の靴下を準備するなどしておきましょう。替えの靴下は濡れた時だけでなく、感染予防のために訪問するお宅ごとに取り替える場合もあります。汚れた靴下を入れるビニール袋もあると便利です。

室温や気温に対する備えを

　室温は訪問するお宅によって異なります。高齢者のお宅では暑い季節にクーラーがない、またはあっても使用していない場合もあります。暑さに慣れていない学生が気分不快になることもありますので、熱中症予防のため水分を訪問バッグに入れておきましょう。逆に冷房が効き過ぎて寒く感じるお宅もあります。ご家庭ごとに室温が異

なりますので、夏であっても薄手のカーディガンなどを準備しておくといいですね。

　寒い季節の実習では手が冷たくならないように、移動中は手袋やカイロで手指を温めておくといいでしょう。訪問時に冷え切った手指で療養者に触ると療養者を驚かせますし、スムーズにバイタルサイン測定ができないこともあります。また、雪の降る地域では、コートや靴についた雪を玄関に入る前に落としておく等の気づかいも大切です。

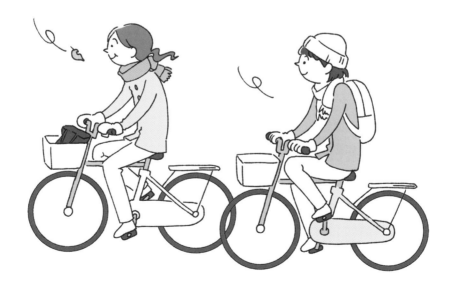

Q8 遅刻しそうな時、体調が悪くて休みたい時はどうすればいいですか？

A 遅刻や欠席をする場合には、実習先の職員が出勤する時間帯を考えて早めに電話をしましょう。朝の多忙な時間帯ですので、簡潔に伝えましょう。

 解説

　慌てず落ち着いて対応しましょう。「交通機関の遅延などで遅刻する可能性が高い」「発熱などで明らかに実習が難しい」とわかったタイミングで、実習要項や実習オリエンテーションでの指示に従い、実習先と大学に速やかに連絡しましょう。腹痛や咳などいつもと体調が違うが、実習はできそうという時は判断に困ります。実習期間中は教員も学生と連絡をとれるように準備態勢を整えていますから、躊躇せずに連絡をとり、相談してください。

実習先に電話をかけるタイミング

　実習先には必ず電話で連絡しましょう。朝は実習先でミーティングが行われています。職員全員でその日の各自のケア計画や行動を確認・共有しています。学生実習についても職員間で共有しています。朝の忙しい時間帯に電話をかけることになりますので、「お忙しい時間帯に申し訳ございません」とひと言添え、要件を簡潔に述べる配慮が大切です。訪問看護ステーションでの実習では、実習担当の訪問看護師が学生を待っていて、訪問が遅れるなどの支障がないように、職員が出勤する時間帯を考えて、早めに連絡を入れましょう。

遅刻・欠席する時の電話のかけ方（例）

● 学校名・氏名・実習生であることを名乗る

　「おはようございます。実習でお世話になっております●●大学の〇〇と申します。お忙しい時間帯に申し訳ございません。実習担当（管理者）の△△様に、本日の実習の件でご連絡しました。恐れ入りますが、△△様へお取り次ぎ願えますか」

● 遅刻の場合

　「今、〇〇駅におりますが、電車が止まっており、開始時刻に間に合いそうにあり

ません。△時ごろの到着になるかと思います。途中でまた連絡を入れさせていただきます」

*遅刻の場合は、現在の位置とおおよその到着時刻を伝える。電車の場合は「遅延証明書」をもらっておくとよい。

● **欠席の場合**

「昨夜から（朝から）体調を崩してしまい、今朝は 38 度の熱がありました。大変急で申し訳ありませんが、本日の実習はお休みさせていただきます。学校には連絡してあります」

他の実習メンバーに連絡

同じ実習先のメンバーと待ち合わせをしている場合には、メンバーも遅刻しないよう、必ず連絡を入れましょう。

実習先に着いたら、体調が回復して実習を再開したら

実習先は、大切な学生を預かっているという意識で実習を受け入れてくださっています。実習開始時刻に学生が来ていなければ心配します。また、自宅訪問を受け入れてくださった療養者も学生の訪問を待っていらっしゃいます。実習先では事前に療養者に訪問の了解を取ってくださっています。到着して真っ先にすべきことは、心配や迷惑をかけたことへのお詫びです。真摯な態度であなたの気持ちを伝えましょう。

教員への連絡

遅刻や欠席をした場合、その分の補習が必要になることがあります。改めて、教員と連絡をとりましょう。

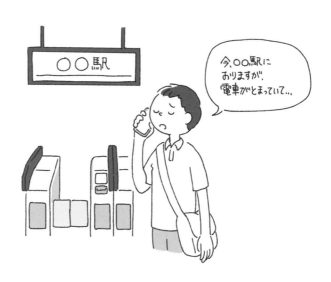

○○駅

今、○○駅にありますが、電車がとまっていて…

Q₉ 身だしなみで気をつけることは何ですか？

A 清潔感と動作性を重視しよう！

 解説

　身だしなみは、お会いする相手を思い、敬い、お礼の気持ちをもつことからはじまります。では、皆さんの相手とは誰でしょうか。それは、療養者とその家族、実習施設の方々、実習に協力してくださっているすべての方です。実習施設では、療養者に学生実習の協力のお願いをしたり、実習に来る学生一人ひとりの訪問計画を組んだり、さまざまな形で実習を支えています。施設の方や療養者、施設周辺で暮らす人々から受け入れてもらえるような格好でうかがうことが、実習態度として重要になります。

実習中の服装

　実習中の服装は、主に2つあります。実習用白衣を着用する場合と、ポロシャツと綿のパンツを着用する場合です。いずれも、清潔感と動きやすさが重要になります。下記の項目で身だしなみを確認しましょう。

清潔感があるか

- ☐ 服の汚れやシワがない
- ☐ 汗のにおい・柔軟剤のにおいがしない
- ☐ 髪はセットされている、髪は結んでまとめてある（施設での髪の結い直しは最低限にする、落ちた髪の毛は自分で掃除する）
- ☐ 化粧は派手すぎない、髭を剃っている
- ☐ 華美な装飾は控える（カラーコンタクトやまつ毛エクステンションなど）
- ☐ 爪は切っている、ネイルアートやペディキュアを施していない

動きやすいか

- ☐ 服のサイズが自分に合っている、身体が締め付けられていない（シャツの袖・ズボンの裾をまくることができる、正座をした時に脚が圧迫されない）
- ☐ 動いた時に下着が出ない（下着が透けて見えない、手を上げた時・しゃがんだ時に下着が見えない）
- ☐ 動いた時に肌が露出しない（胸元、腕や腰周り、脚、足首）
- ☐ 体温調整がしやすい
- ☐ 靴は歩きやすく着脱しやすい（ヒールがある靴や厚底靴は避ける、ひもを結び直す必要がある靴も避ける）

通学時の服装

　実習施設への通学時の服装にも注意しましょう。実習施設の設置場所は、住宅街やマンションの一室ということもあります。近隣住民の方々に不審に思われるような服装や行動は避けましょう。施設や学校によっては、通学時の服装としてスーツを指定しているところもありますので、学校や施設が求める服装を確認しましょう。また、私服で通学する場合は、ジーンズや穴が開いている洋服、裾がほつれている、色が擦れている、丈が短くて身体の露出が多い、素足にサンダルといった格好は控えましょう。

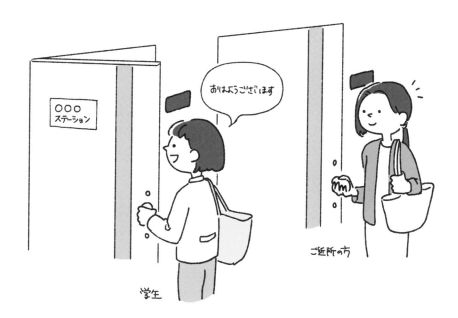

Q 10 初対面の職員の方や施設に出入りする方とどう挨拶したらいいですか？

A 「●●大学3年生の△△です」と名前と学校名をはっきりと伝え、明るい表情で「よろしくお願いします」と挨拶します。

解説

大人らしく自然な挨拶を

学生が実習施設の職員の方とはじめて会う時には「●●大学の△△です」と名前と学校名をはっきりと伝え、「よろしくお願いします」と言いましょう。声や表情が明るいと、相手に与える印象がよくなります。ドアの外で「△△です！」と大きな声で叫び、事業所のなかに入る学生をときどき見受けますが、あまり感じのいいものとは言えません。大人らしく自然な挨拶で大丈夫です。

地域・在宅看護の実習施設では、事務職、ケアマネジャー、リハビリテーション職、介護職員など、看護職以外の多くの職種が働いています。それらの人々は、普段、職場にはいない学生がその場にいると不思議に思うかもしれません。はじめて職員の方に会う場合は、自分からにこやかに挨拶をするといいでしょう。状況によっては、軽く会釈をするのみにとどめておいてもいいです。

実習施設には、住民、療養者の家族や他の部署・施設の職員など不特定多数の人が出入りする場合もあります。そのような人に会った時も、人見知りをせず、にこやかに挨拶をしましょう。住民や家族の方などは、学生もその施設職員のように捉えますから、学生自身もその施設の「顔」と考え、挨拶をします。

別れ際のお礼の挨拶も基本的なマナー

事業や担当者会議などを見学したり、訪問に同行する場合などは、担当する職員が実習指導者とは限らないことも多いです。そのような場合も、最初に必ず「こんにちは（おはようございます）、△△です。今日はよろしくお願いします」と担当する職員に声をかけます。事業や担当者会議の見学や訪問への同行が終わり、職員の方と別れる際には「ありがとうございました」と必ずお礼を言いましょう。このような挨拶は、社会で生活する際の基本的なマナーです。また、その挨拶の様子から周囲の人たちは、

学生の人柄や雰囲気を察します。多くの職員の方たちは、実習は緊張するものだということを知っていますから、緊張していたとしても誠実な礼儀は相手に伝わります。

返事がなくても気にせず自ら挨拶を心がける

　初対面で挨拶をする時は誰でも緊張します。学生の声が届かなかったり、職員の方が他のことに気をとられている時には、挨拶をしても返事がないことがあるかもしれません。そのような時には不安になるかもしれませんが、挨拶に返事をするかは、相手のコンディションに関することですから、学生はその反応には躊躇せず、自分から挨拶をすることが大切です。

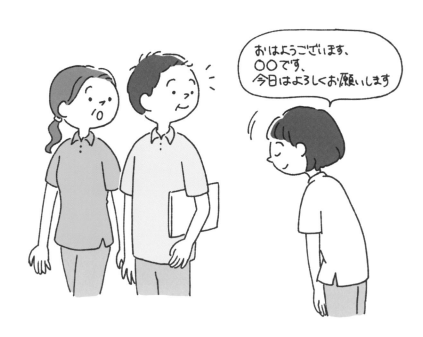

Q11 訪問看護ステーションでは朝のミーティングは何をやっているのですか？

A 事業所の管理に関する情報共有です。看護管理が集約されています。

ミーティングでの申し送り事項

　事業所としての連絡事項があります。例えば、

所長「今日から利用がはじまる新規の○○さんですが、初回訪問は私と担当のＡ看護師で行きます」「今日の夕方は●●病院で退院カンファレンスのため、私は16時から不在です」

　それから、訪問看護師同士の業務の確認もあります。例えば、

Ｂ看護師「今日は□□さんがはじめて訪問入浴なので、同行して処置の確認をします」

Ｃ看護師「□□さんの家族は先週訪問入浴への不安を言っていたので、家族の気持ちも聞いてきてください」

　週や月のはじめのミーティングですと、週間予定、月間予定などを周知することもあります。例えば、

所長「今週の火曜日の15時から移動介助の学習会です」「今月は、2週目と3週目に、△△大学の看護学生の実習があります」

などです。

ミーティングは情報共有の場

　訪問看護ステーションはひとつの事業所として独立しているので、療養者の情報と事業所としての情報を扱います。その情報の共有の場のひとつが、朝のミーティングです。訪問看護ステーションは、一度訪問看護に出かけると、看護師が事業所に戻る時間はばらばらになりがちです。そのため、朝のうちにこうした情報共有をします。事業所としての情報には、職員の採用や退職、あるいは健康診断や予防接種など、職員（ひと）の管理にかかわるものもあれば、訪問車の車検・修理、コピー機やＰＣのメンテナンス、そして建物の水道・電気工事など物の管理にかかわる情報もありま

す。先に述べた初回訪問の予定や退院カンファレンスなどの業務調整は時間の管理にもなっています。そしてミーティングそのものが情報管理の場です。ひと、もの、時間、情報の管理をしているということです。そして、これらが効率的効果的に行われると、事業所の収益も上がり、管理の5つの要素の残りのひとつである金の管理にもつながっています。

　この時間に職員が集まることで、職員同士の一体感や団結力など組織の維持発展のための効果もあります。ミーティングの時の訪問看護師たちの表情や発言、態度を観察して、そうした効果がみられるか考えてみるのも面白いでしょう。

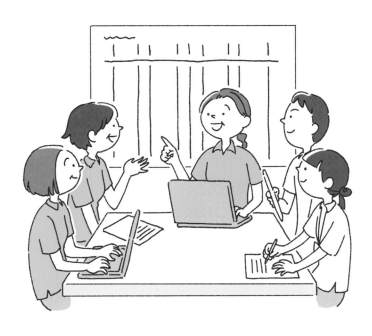

Q12 「今日の実習目標」に何を書いたらいいですか？

A 実習要項の実習目標に沿って、あなた自身の「全体的な実習目標」を設定し、その目標を達成するために、日々の実習に即して「今日の実習目標」を考えてみましょう。

解説

実習では限られた期間のなかで、学生が主体的、能動的に学習することが求められます。実習要項に記載されている実習目標に沿って、自己の学習課題（学びたいこと）を掘り下げてみましょう。学内での講義や演習を踏まえ、実習期間全体を通して何を学びたい（知りたい、やってみたい）のか、「全体的な実習目標」を設定します。さらに、その目標を達成するために、日々の実習に即して設定するのが「1日ごとに立てる（日々の）実習目標」です。

目標を立てる意義

日々の目標を立てることによって、1日の行動が明確になります。振り返りがしやすくなり、実習全体の目標達成に近づいているのか否かを判断できます。目標設定の仕方によって、実習で得られるものが大きく変わります。目標があいまいであれば、実習で得られるものも漠然としたものになります。具体的に目標を設定すれば、実習中に目を向けるべき事柄もより明確になり、多く気づきを得ることができます。目標を立てるという作業は、不明な点、自分に足りない点だけでなく、自分がどのようなことに関心をもっているかなど、自分を客観的に見つめることにつながります。

実習時は毎日、目標やその日行いたいこと（行動）を実習担当者に伝えますが、「何かやりたいことある？」と突然声をかけられてもいいように、自分の伝えたい内容をできるだけたくさん書き留めておくといいでしょう。

目標を立てるポイント

地域・在宅看護実習における目標の立て方のポイントを紹介します。

● **学習進行を意識する**

実習の進展に伴い、前半・後半で目標は変わってきます。後半では、前半で習得した知識をいかし、指導者や教員の指導の意図を読み取り、主体的に学ぶことが求めら

れます。その日の実習体験を振り返り、そこで気づきを得て、翌日の実習目標を立て、再び新しい経験に挑戦していくというプロセスは実習そのものにほかなりません。

● **対象や場の理解と看護の役割を意識する**

地域・在宅看護の対象となる療養者や家族の理解、利用している社会資源や制度、支援の継続性とチームの連携、そして看護の役割といった援助という視点を意識するといいでしょう。

● **療養場所を意識する**

地域包括ケアシステムの推進に伴い、訪問看護ステーションをはじめ、医療機関の退院支援部門、看護小規模多機能型居宅介護事業所、通所介護事業所、地域包括支援センターなど、実習先は広がりつつあります。実習場所によって看護に求められる役割や機能は異なります。さらに現状における課題について踏み込んで考えてみるのもいいでしょう。

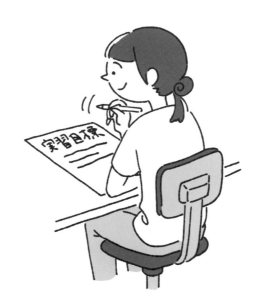

Q13 実習中の看護師さんとの関係はどう築けばいいですか？

A 怖がらず、誠実に応対すれば大丈夫です。コミュニケーションをとること、実習への意欲や目標を表明しましょう。

 解説

先輩看護師は「良い学びをしてほしい」と思っている

　訪問看護師は忙しく、てきぱきと動きますから、どのように声をかけたらいいか、どのタイミングで質問したらいいか学生が迷うことも多いでしょう。実は多くの訪問看護師は「学生に訪問看護の魅力を知ってほしい」と願っており、職業上の先輩ですから「良い学びをしてほしい。良い看護師になってほしい」とも思っているのです。学生の緊張する気持ちも十分わかっています。でも学生はそれに甘えるわけにはいきません。何を大事にしたらいいでしょうか。

気をつけるポイント

・挨拶をきちんとしましょう。聞かれたことには答えましょう。相手の目を見て話す、はっきりと伝えるというコミュニケーションの基本を守ればいいのです。

・この実習では何を自分の目標としているかを伝えることも大切です。看護師は意欲の見えない学生に指導するとやる気を失ってしまいます。できれば学生の希望を叶えたい（療養者に聞いてみたいことはないか、体験したいことはないか、など）とも思っています。たとえ学生と指導看護師の関係といえども相互作用によって成立しますから、あなたの態度によって看護師もやる気を感じ、関係も良好になります。口角を少し上げ、にっこりすることも忘れずに。

・現場は学生のためだけにあるのではないと自覚しましょう。学生を同行させる訪問時間も訪問看護師にとっては報酬につながり、看護の役割を果たさなければならない大事な1回の訪問です。訪問中にあなたの質問にばかり答える時間はありません。聞きたいことはその場で聞かず、ステーションに戻ってからにするなどの配慮が必要です。皆さんは療養者にとってゲストです。のどが渇いたからといって、誰も飲んでいないのにさっさとペットボトルから飲みはじめるなど、無遠慮なことは慎ま

なければなりません。

・わからないことはもじもじしないで「明日までに調べてきます」と言いましょう。現場にいると学生がどこまで学習しているかの把握が十分ではないこともあります。実習前に復習や確認をして行くことは必須ですが、時に質問でそれ以上のことを聞かれるかもしれません。その際は「わからないので明日までに調べてきます。それでよろしいでしょうか」と言えばいいのです。言葉にせず、「わからないんだからこっちの態度で感じてよ」とでも言うようにもじもじすることは「看護師が配慮すべき」と言っていることと同じです。なんでもきちんと言葉にする習慣をつけましょう。ずっと膝を折って座っていたら立ち上がれなくなった学生もいます。痺れてきたら「足をくずしてよろしいでしょうか」と言葉にすればいいのです。

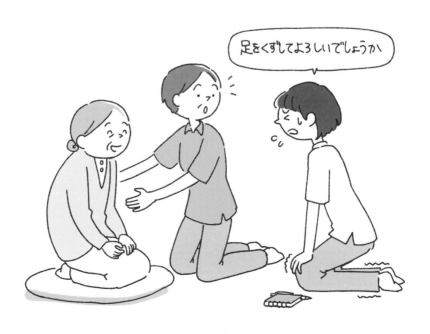

Q14 療養者宅への訪問で気をつけるべきことは何ですか？

A
療養者からは、学生もサービス提供者の一員にみえます。礼儀正しく、その場の状況に応じた適切なふるまいをするよう気をつけます。

解説

礼儀正しくふるまう

　訪問対象の療養者や家族からは、学生も訪問看護師などと同行しているため、サービス提供者の一員にみえます。看護学生として、礼儀正しく、その場の状況に応じた適切なふるまいをするよう気をつけます。言葉遣いは、友達同士で話すような言葉ではなく「ですます」調の丁寧語で話します。

　療養者宅に訪問をする際は、実習施設の訪問看護師や職員に習ってふるまうといいでしょう。療養者宅に自転車でうかがう場合は、自転車は通行人や近隣の自家用車の出入りなどに邪魔にならない場所に駐輪します。療養者宅に着いたら玄関に入る前に、上着は内側が表になるようにたたみます。訪問が終わった時も玄関のドアを閉めてから上着を羽織ります。特に、雨の日に濡れたレインコートや雨具は、療養者宅に濡れたまま持ち込まないように、ビニール袋などにいれて、玄関に入ります。

　療養者宅の玄関に入ったら、はっきりした声で「こんにちは、●●大学の看護学生の△△です。今日は実習のためにうかがいましたので、どうぞよろしくお願いします」と療養者や家族に挨拶をします。靴を脱ぐ際は、前を向いたまま玄関を上がり、靴のつま先を玄関の入り口に向くように揃え、脱いだ靴は下座に置きます。

　部屋に通されたら学生の鞄などの荷物はテーブルや椅子の上にはおかず、衛生面に配慮し床や畳の上におきます。訪問でケアなどを行う場合は、療養者宅にあるものを使わないことが基本です。しかし、入浴介助、清潔ケア、医療処置などでタオルや衛生材料など、療養者宅においてあるものを使ったり、洗面所を使用したりすることが必要な時があります。訪問の最中にケアをしている職員に「●●をとってください」と学生が頼まれることもあるかもしれません。そのような場合は、療養者や家族に「●●をお借りしますね」と声をかけるようにしましょう。また、療養者宅の衛生材料の入っている容器類はその家の方のものです。興味本位で勝手に開けて見るなどの行動

は慎みましょう。

お茶をすすめられたら

　訪問の終わりに、療養者や家族がお茶やお菓子などでもてなしてくださろうとすることがありますが、その場合、「お客ではありませんのでお心遣いは結構です」と丁重にお断りすることが原則です。それでもすすめられる場合は、もしかしたら療養者や家族がお茶を飲みながら何かを相談をしたいと思っているのかもしれませんし、かたくなに拒否するのは、かえって、相手を不愉快にさせてしまうこともあります。同行している職員に確認しながら、臨機応変に判断してお茶をいただきましょう。

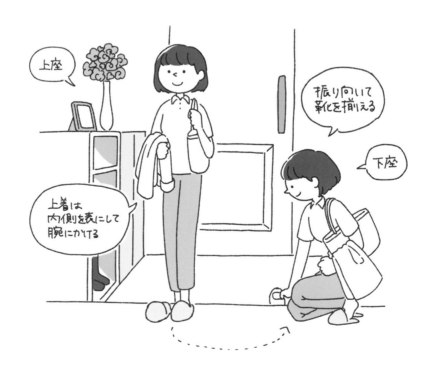

Q15 実習中の水分補給のタイミングはどうしたらいいですか？

A 水分補給として水筒に水やお茶を準備し、訪問の合間にこまめに水分補給をしましょう。

訪問看護ステーション等の施設内の場合

　病院実習では学生控室で水分補給できますが、地域・在宅看護実習ではどうでしょう。地域・在宅看護実習にはさまざまな種類や規模の実習施設があり、学生控室があるとは限りません。訪問看護ステーション等の施設では、職員の隣りの机や相談スペースで学生が記録する場合もあります。このような場合は水分補給しづらいかもしれません。しかし、脱水予防や感染予防の点からもこまめな水分補給は必要です。職員と一緒のスペースにいる時は、職員に一声かけてから水分補給をしましょう。

　実習施設でのオリエンテーション時に水分補給の場所やタイミングを質問しておくといいでしょう。また、事前に担当教員に確認しておくと安心ですね。

同行訪問の場合

　訪問への同行の場合は、訪問バッグに水筒を入れておきましょう。療養者のケアで汗をかいたあとは忘れずに水分補給をしましょう。事前に入浴介助後等の水分補給のタイミングを確認しておきましょう。また、療養者宅で飲む場合はおうちの方にも声をかけてからにしましょう。訪問看護の場合は、1回の訪問は長くても90分程度ですので、移動の車内で水分補給をしましょう。自転車や徒歩の場合は、療養者宅を出てから水分補給します。自転車運転中などは避け、周囲の安全を確認してからにしましょう。

　昼休みの休憩用の飲み物と水分補給用は区別して考えましょう。水分補給用は水やお茶、暑い時期には塩分入りの水（水500mLに対して小さじ1杯の塩）やイオン飲料を薄めたものを準備しましょう。

Column

ペットボトルでもいいですか？

　500mL 程度のペットボトルでしたら水筒代わりとして使用可能でしょう。コップにうつさず口をつけて飲む場合は、衛生面に十分気をつけましょう。

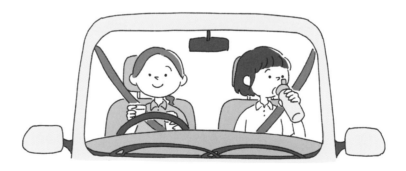

Q16 訪問看護ステーション内では何をしたらいいですか？

A 療養者宅への訪問だけでなく、訪問看護ステーション内で訪問看護師がどのような活動を行っているのかについて学ぶ重要な機会です。積極的・主体的な姿勢で活動を見せていただきましょう。

解説

　地域・在宅看護実習に限らず、学生が実習中に戸惑ったことのひとつに、「何をしたらいいのかわからず、ぼーっと立っている時があった」という声を聞きます。また、オリエンテーションや訪問の合間に、「学生さん、自由にしてていいよ」と言われることがありますが、この真意は、休憩やおしゃべりなど「実習に関係ないこと」をやっていいということではありません。

訪問看護の一連の流れを理解する

　訪問看護は、療養者宅への訪問だけではありません。ここで、訪問看護の一連の流れを理解しておくといいでしょう。訪問看護は、療養者ごとに立案された訪問看護計画書に沿って実施されています。介護保険の療養者では、居宅サービス計画書（ケアプラン）に沿った訪問看護計画書が作成されています。朝のミーティングでは、当日訪問予定の療養者も含め、新規の療養者や緊急連絡のあった療養者などの情報を職員全員で共有しています。訪問看護師は当日訪問予定の療養者の状況を想定し、頭のなかでシミュレーションをしたり、必要な物品を準備したりしています。

ステーション内での訪問看護師の活動を学ぶ

　訪問を終えると、訪問時に観察したこと、交わした会話、実施したケアなど多くの情報を整理し、アセスメントして記録します。次の訪問までにすべきことを確認したり、必要な関係機関や他職種に連絡をとります。訪問看護師が連絡をとる機関は、医療機関や行政、居宅関係の事業所など多岐にわたります。また連絡をとる職種としては、訪問看護指示書を交付している主治医、ケアマネジャー、訪問介護員などです。日常の連絡手段は主に電話やFAXなどです。時には急を要することもあります。このように訪問看護ステーション内では、訪問を取り巻くさまざまな活動が行われてい

ます。

　実習は、療養者への訪問だけでなく、訪問看護ステーション内で訪問看護師がどのような活動を行っているのかを通して、訪問看護の機能や役割について学ぶ重要な機会です。その日訪問した療養者について、どのような理由で主治医やケアマネジャーと連絡をとっているのかなど、積極的・主体的な姿勢で活動を見せていただきましょう。訪問看護計画書や訪問記録などから根拠を知りたい時には、了解を得て見せていただきましょう。1度の訪問で療養者の状況や訪問看護師の一連の対応をすべて理解するのは困難です。不明な点があれば、タイミングを見て質問して解決しましょう。

管理者の役割を学ぶ

　また、訪問看護ステーションの管理者は、職員の人材管理・教育だけでなく、訪問看護組織の経営・運営、さらには療養者への訪問業務も行っています。独立した経営体である訪問看護ステーションの管理者にはどのような役割が求められるのか、病棟実習でお世話になる看護師長のマネジメントとの共通点・相違点は何かなど考えてみましょう。

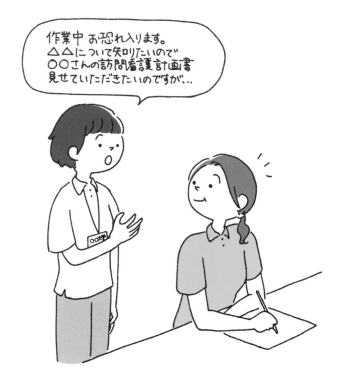

Q17 休憩時間はどう過ごせばいいですか?

A 水分・食事をとって午後の実習に備えましょう。スマートフォンで SNS やゲームは控えましょう。

必ず食事をとり、水分補給をする

地域・在宅看護実習では、地域にある施設に赴いて介護予防教室を実施する、療養者のご家庭を訪問するなど、実習施設とは異なる場所での看護活動が主になります。暑いなか、寒いなかを自転車で移動する、療養者宅でのケアの参加、介護予防教室などで参加者と共に運動するなど体力を使う場面があります。休憩時間には、エネルギー源となる炭水化物や水分をしっかりとります。当然ですがお菓子を食事代わりにする、飲み物だけですませることがないようにします。食事をとらないために、移動中や療養者宅を訪問中に空腹となって集中力が低下する、暑さに耐えられず脱水になる、移動時に体温が低下して体調不良を起こす人もいます。1回ぐらい食事を抜いても大丈夫と思わずに、実習中の安全を優先させましょう。

休憩室でのスマートフォンの使用は控える

休憩時間の過ごし方についてですが、病院実習ではどこで、どのように過ごしていますか。休憩場所は、実習施設と学校が近い場合は学内に戻って休憩する、あるいは実習施設内の学生用の控え室において休憩する、スマートフォンを見る、友人と会話する、実習記録をまとめるなどして過ごしているのではないでしょうか。地域・在宅看護実習の施設は、小規模であることが多く、学生専用の控え室の用意が難しい場合があります。その場合は、職員の休憩室で休憩する、あるいは面談室や会議室をお借りして休憩するということになります。つまり、職員の方と共に休憩する、あるいは職員の方が出入りする場所で休憩するということになります。職員の方とコミュニケーションがとれる一方、実習生という立場を意識した行動が求められるといえます。

休憩中に大きな声を出すことは感染予防および周囲の方の迷惑になるので控えます。また、スマートフォンの操作は、控えましょう。休憩中のスマートフォンの操作は、ウェブサイトの閲覧、SNS やメールのチェック、ゲームなど、実習と関係がない操作をし

ている、学習意欲がないといった誤解を与えることがあります。実習に関連する教員との連絡や、調べ物をする時には、職員の方に理由を伝えて操作をすると誤解を避けられるでしょう。また、休憩中であっても断りなく施設の外に出るのはやめましょう。訪問時間の急な変更や出発時間が早まる時もあります。決められた場所で待機するようにしましょう。

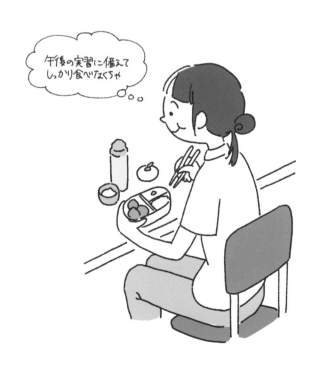

Q18　実習中に体調が悪くなった時はどうすればいいですか？

A 我慢をせずに、実習指導者や職員、指導教員に体調が悪いことを伝えて、施設で休憩するか、帰宅するか、受診するかを相談します。

解説

何より無理をせず、体調が悪いことを伝える

　実習中に体調が悪くなった時に、実習を休みたくないあまり、無理な我慢をしないようにしましょう。施設の実習指導者や職員、教員などに体調が悪いことを伝えて、施設で休憩をしたほうがいいのか、実習を早退して帰宅したほうがいいのか、もしくは実習施設からそのまま医療機関を受診したほうがいいのか、相談して対応を決めます。

　もっとも大切なことは実習中に具合が悪くならないように、健康管理に気をつけることです。睡眠をよくとる、バランスの良い食事を規則的にとるなど生活のリズムを整えて体調を管理しましょう。実習中に調子が悪いと感じた時は朝、体温など確認し、発熱があれば欠席をしましょう。地域・在宅看護論（実習）では、免疫力の低い療養者や高齢者のケアに参加するのですから、学生自身の健康管理を万全にするのはとても大切なことです。

特に熱中症には注意

　実習中に起きやすい体調不良な状態としては、熱中症があげられます。実習では、炎天下のなか、数十分かけて自転車に乗って療養者宅を往復することがあります。また、気温の高い時期に雨が降っている場合、レインコートを着て、自転車に乗ることもあるでしょう。そのような場合、体温が上がり、血圧が急に変化し、めまいや立ちくらみなど熱中症の初期症状などが起きることがあります。症状を感じたら、不調について周囲の職員に伝えたうえで、速やかに涼しい場所に行き、皮膚に水をかけて身体を冷やしたり、水分を補給したりします。そのような対応をしても、長時間、調子が戻らない時は、実習指導者や教員に相談し、帰宅するか、受診するかを決めましょう。もちろん、熱中症にならないように、実習中に飲料を携帯し、必要に応じて水分

をとる、帽子をかぶるなどの予防策をとっておくことは大切です。

緊張感から強いストレスを感じることも

　また、実習中には、過度な緊張による吐き気が起きたり、気分が悪くなったりすることがあります。学外の施設で知らない人たちとコミュニケーションをとりながら、新たな経験を行うことは、普段の学内の授業と異なり、緊張感を伴います。特に、完璧に実習をこなすことや周囲から承認してもらいたいと学生が過度に思う場合は、その緊張感が強いストレスになることもあります。考え方を広くもち、実習中に何か失敗したとしても、その失敗を学びにつなげる前向きなとらえ方をすることで過度な緊張をもつことを防ぐことができます。

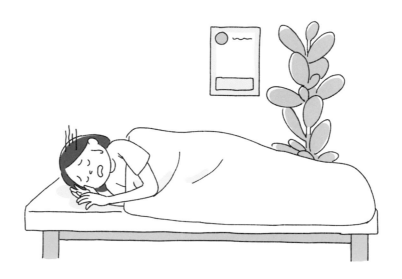

Q19 感染症対策としてすべきことは何ですか？

A 訪問前後は手洗いや手指消毒を行い、必要に応じてマスク、手袋、ガウンなどを使います。学生の健康管理も大切です。

解説

スタンダードプリコーションを行う

　地域・在宅看護論（実習）においても、医療機関等で行う実習と同様に、スタンダードプリコーション（標準予防策）を行います。スタンダードプリコーションとは、対象者が感染症であるかどうかにかかわらず、未確認の感染症に対しての予防策のことあり、対象者の血液や体液、分泌物、排泄物、傷のある皮膚、粘膜などが感染源になりうるという考え方に基づき対応します。つまり、療養者に触れる時は必ず手洗いまたは、手指消毒を行い、必要に応じてマスク、手袋、ガウンなどを使います。地域・在宅看護論（実習）で想定される主な感染としては、新型コロナウイルス、インフルエンザ、結核などの飛沫感染・空気感染、疥癬やシラミなどの接触感染、B 型肝炎ウイルス、C 型肝炎ウイルス、ヒト免疫不全ウイルスなどの血液を媒介する感染などがあげられます。

　なかでも、訪問看護に同行する実習では、直接療養者に接触するケアや医療処置などを見学したり、介助したりする機会が多くあります。例えば、入浴介助や清拭・足浴などの清潔ケア、着替え、オムツ交換、褥瘡などの処置や口腔ケア、摘便や浣腸、ストーマ交換などでは血液や体液、分泌物、排泄物などの飛沫、傷のある皮膚、粘膜などに意図せずして触れてしまう可能性がありますので注意が必要です。また、インスリン注射、点滴、血糖測定などの際、誤って使用済みの針に触れないように気をつけます。予防策がわからないときや誤って感染源（可能性のあるものも含む）に触ってしまった時は実習指導者や同行している看護師に、どう対応したらいいのか、速やかに相談しましょう。実習施設によっては、スタンダードプリコーションを徹底するにあたって、独自の決まりをつくっている場合もありますので、教員に相談しながら確認します。

自身の健康管理にも気をつけよう

　学生が感染症を媒介しないように、学生自身の健康管理にも気をつけましょう。実習中に、発熱や悪寒、下痢や嘔吐など感染性のある疾患にかかっている可能性がある場合は、教員や実習指導者に報告し、医療機関に受診をするなど適切な対応をします。体調があまりよくない時に無理に実習に行かないことが大切です。

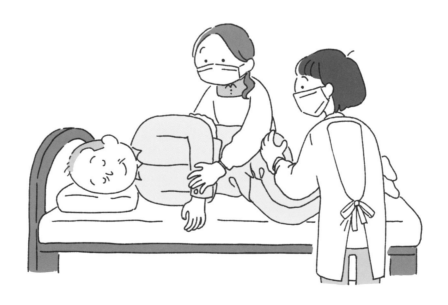

Q20 看護師さんから「恋人いるの？」と聞かれたらどうしたらいいですか？

A
実習先の職員とのコミュニケーションは社会人基礎力を養うトレーニング。相手の意図を確認しながら、対人トラブルの予防手段を養いましょう。

解説

相手の意図を察しよう

　実習先の職員とのコミュニケーションは社会人基礎力を養うトレーニングでもあります。実習先の職員との会話の内容は、実習に関する教授やたわいもない日常会話まで多岐にわたります。会話の内容にオンとオフがあることは当然のため、時と場所に応じて適切なコミュニケーションをとることが必要ですね。

　特に地域・在宅看護実習では、事務所内で過ごす時間や移動中の時間があるため、時と場所が変動しやすく、会話の内容も変化しやすいことがあげられます。相手がどのような意図で話をしているのか察する力を養いながら、返答できるようにトレーニングしていきましょう。

　とりわけオフの会話中に、プライベートなことについて質問を受ける機会に遭遇することもあります。回答する必要はなくとも、実習先の職員とのコミュニケーションという点では、質問をむげにはできないですよね。「そんな質問しないでください」と思っても、ダイレクトに伝えてしまうと自分の実習の評価に影響してしまうのではないかと不安になってしまうかもしれません。「実習中ですので恋愛ごとはやめています／考えないようにしています」と返答するのもいいかもしれません。

対人トラブルの予防手段を養おう

　実習中は「こんな看護師さんになりたい」といった憧れや自身のロールモデルになり得る看護師に出会うチャンスでもあります。このような出会いはとても大切で、自身の今後のキャリア開発や看護観の醸成に大きな影響を与えるものです。思いが溢れるあまり、職員との距離感が近くなりすぎてしまうこともあるでしょう。その際には、一度気持ちを落ち着かせましょう。不必要な対人トラブルを避け、無駄なエネルギーを使う必要のないように学生と実習指導者・関係者という適度な距離感を保つことが

大事です。

　SNSで事前に自分の情報を知られていたり、友達申請を送られたりするということもあるようです。実習中の対人トラブルの原因になりやすいため、実習中にSNSの友達申請がきても、「学校の決まりで、個人的に連絡をとることは禁止されています」「実習中はSNSを見るのをやめているんです」などとお断りするようにしましょう。

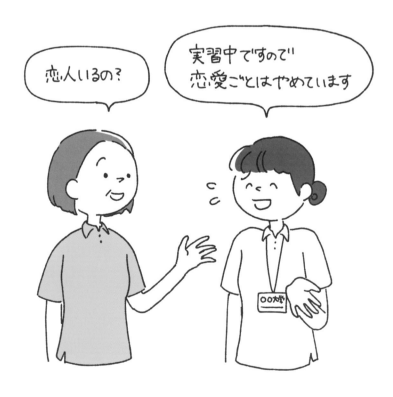

Q21 実習先から「どうせ訪問看護に就職しないんでしょ」と言われてしまいました…。

A 答えに困る場面では、黙っているのもいいでしょう。

先輩看護師も感情の揺れ動きがある

　こうした言葉は、学生からみれば、実習の受け入れに批判的、非協力的な印象となり、実習で学ぼうという意欲が低下するかもしれません。意欲の低下にとどまらず、実習の不安や負担感も大きくなっていく可能性もあります。当然ですが、学生は返答に困ります。

　しかしながら、働く看護師にもいろいろな人がいるのです。また看護師も働きながらいろいろな感情の揺れ動きがあります。そのため、実習指導や実習生に配慮した態度をとれない看護師もいますし、日によって、実習生に対する態度が違う看護師もいます。自分自身を振り返ってみても、自分も前向きになれない場面もあれば、日によって気分が違うこともあると思います。そもそも、私たちは人間なので、看護師であっても、体調があまりよくない日もあれば、悩み事を抱えていることもあります。

コミュニケーションスキルの実践の場と考えてみる

　嫌な体験をした時、なぜそのような態度をとるのかという疑問にとらわれるより、反面教師として、そのような態度をとらないように自分が学ぶ機会だとすればいいと思います。

　この訪問看護師の言っている「訪問看護ステーションに就職しない」という言葉を、感情を伴わずに聞けば、誤りでもありません。確かに、卒業直後の就職先は病院を選ぶ学生が圧倒的に多く、訪問看護ステーションに就職する学生はかなり少数ですからね。

　さて、それではこうした投げかけにどのように対応すればよいでしょうか。内容が事実だと理解するのであれば、その事実だけで応答し、「そうですね。卒後はまず病院で基礎を学ぼうとする学生が多いです」とか、「訪問看護に興味はあっても、病院

を経験してからステーションに就職するかもしれません」などという答えもよいでしょう。または、訪問看護師に何か体調や心配事があるのかと考えて、相手の状況を理解するために沈黙や傾聴というコミュニケーションスキルを使って「そうですね・・・」「・・・（沈黙）」と、次の言葉を待つのもいいかもしれません。

　コミュニケーションで違和感、不快・不安など、負の感情が起きたら、こうした場面こそ、学校で学んだコミュニケーションスキルを試す場面だと考えて、これも実習の学びだと思ってみるのはどうでしょう。実習ではいろいろな学び方ができますね。

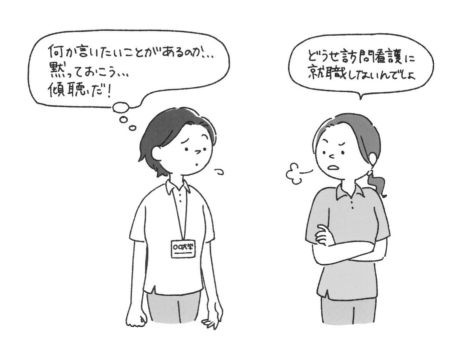

Q22 実習日誌に何を書けばいいかわかりません…。

A 実習日誌には、実習目標にしたがって、実習日に体験したこと（事実）と体験から学んだこと（考察）を書くことが基本です。

解説

体験したこと、体験から得た学びをまとめる

　実習日誌に定められたフォーマットがなくて何を書いていいかわからない時は、①体験したこと、②体験から得た学び、などと自分で項目をつくることで、日誌を書き進めやすくなります。もし、大学や学校がだしている実習要項に、実習日誌に何を書くべきか項目の提案があったり、フォーマットが定められたりしている場合は、その提案やフォーマットの意味をよく考えて日誌を書きます。意味がどうしてもわからない時は指導教員に何を書くべきなのか聞いてみましょう。教員は学生から質問を受けることで、かみ砕いて説明をしやすくなります。

事実を種類ごと、または時系列に記載

　学生が実習日に体験したことは、「事実」と捉えることができます。つまり、実習日に、①どのような療養者等に訪問をしたのか、②療養者に学生や職員がどのようなケアやかかわりをしたのか、③どのような事業やケア会議に参加したのか、④どのような事業を見学したのか、学生が実施したことや観察したことを学生の観点から正確に書きましょう。訪問、事業参加、会議参加、事業所見学など内容の種類ごとに書いてもいいでしょうし、「午前○時～○時には○○を行った。午後○時～○○時には○○を行った」などと時系列に内容を記載してもいいでしょう。

実習目標にしたがって体験からの学びを記載

　学生が体験から得た学びは、「考察」に相当します。実習で体験したことから自分が得た学びは、①どのようなものだったのか、②地域で暮らす人やそこで提供される看護の特徴は何か、自分の考えや意見を書く部分です。学生が訪問したり、ケアを行ったことから感じたことを書くのもいいでしょう。学生が毎朝示している「今日の実習目標」や「全体的な実習目標」を達成したかどうか、どのような点からそう考えるのか、

実習目標にしたがって記載することで、次の日の「今日の実習目標」を明確にすることができます。

実習日誌は学生と実習指導者のコミュニケーション・ツール

　このように実習日誌を書くメリットとしては、自分がどの程度実習で学ぶべき内容を到達しているのか、学生自身が明確になることがあげられます。また、実習日誌については、実習指導者や教員に毎日提出することで、指導者や教員は学生が何を考えているのかよくわかります。実習日誌は、学びを深めるための、学生と指導側とのコミュニケーション・ツールともいえます。

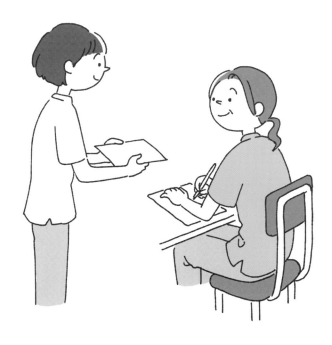

Q23 実習が休みの日はアルバイトしていいですか？

A

皆さんにとっての本職は「学生」です。学業に支障をきたさないように気をつけ、医療従事者としての責任感を養うトレーニングをはじめましょう。

解説

実習では学内とは異なる疲労感が生じる

実習では学内演習や授業とは異なるストレスや疲労感を感じることが多いでしょう。知らない場所や人、わからない対応に精神的にも身体的にも負担を感じることが少なくありません。実習の欠席による実習の振替や再履修は、より負担が増える場合が多いです。無理をせず確実に実習を終えるためにも、実習期間中のアルバイトのあり方を考えてみましょう。とはいっても、生計を立てていかなくてはならない方もいるでしょう。公的機関（行政や地方銀行など）が奨学金や助成金等を募集していることもありますので、応募や活用も検討してみましょう。

感染症を実習先に持ち込まない

アルバイト先は医療機関ではない場所であることが多いと思います。医療機関ではない場所では、すべての人が感染症対策を徹底しているとは限らないため、ふとした瞬間に感染症のリスクに晒されている可能性があります。感染症を実習先に持ち込まないためにも、実習中のアルバイトはお休みまたは控えるようにし、手洗い・うがい・マスクの着用を徹底しましょう。感染症が流行している場合の実習においては、実習中のアルバイトを認めていない場合もあるため、所属する学校の規程や要項を確認しましょう。

医療従事者としての責任感を養う

これまで述べてきた自身の健康管理と感染症対策は、医療従事者として重要な責務です。皆さんのなかには「まだ学生だから大丈夫」と思っている方もいらっしゃるかもしれません。しかし、すでに医療従事者としての責任感を養うトレーニングははじまっています。自身の健康管理ができないことや感染症対策を怠ることは、自分だけではなく、一生懸命その責務を果たそうとしている仲間や同僚、療養者とその家族に至る

多くの人々の努力や健康を脅かすことになることを自覚し、医療従事者としての責任感を養っていきましょう。

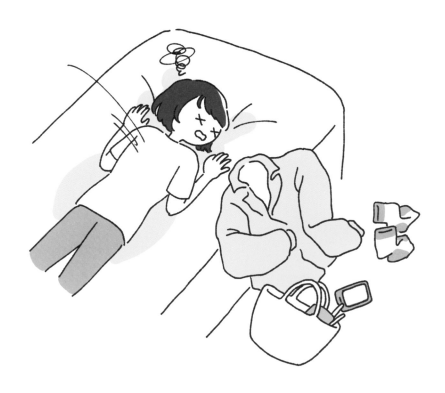

Q24 実習先でのカンファレンスでは何を話したらいいですか？

A

自分の気づきや困りごとを整理し、その内容をグループのメンバーと共有しましょう。共通した気づきや困りごとがあれば、それをカンファレンスのテーマにしてみるのもいいでしょう。

解説

自分の経験を話す

カンファレンスでは、自分の経験を「例えば…」のような形で話してみましょう。「例えば」を意識しながら話すことで具体的な話となり、場面のリアリティを高めることができます。そして、相手の話の内容が自分の経験と同じか違うかを感じ取ってみましょう。「○○は同じ、でも○○は違って、私は○○でした」と話すことで自分の経験と比較して話すことができます。

自分の考えを話す

次に、自分の考えを話してみましょう。経験に違いがあれば「なぜその違いが生じているのか」、違う理由を考えてみましょう。同じであれば、共通性が生じている理由を考えてみましょう。語り合うことに正解も間違いもありません。「こんなこと言って間違ってたら恥ずかしい」などと思うと、なかなか話をしづらいですよね。しかし、看護の場で自分が見聞きしたことはすべて事実であって、貴重な経験です。看護観も十人十色なわけですから、正解も間違いもないです。「こんな考え方もあるんだ」と相手の考えを否定せず、看護に関する事象とアイディアに関心をもって聴きましょう。

実習で感じた違和感がヒントに

日頃の「あたりまえ」や実習で感じた「違和感」にヒントがあるかもしれません。自分の日常と実習で触れた日常との違い、教科書で学んだことと実習で見聞きしたこととの違い、病院で実習した時の経験と在宅・地域で実習した時の経験との違いなどです。そんなスキルを磨くのもカンファレンスを進めるためのエッセンスになります。

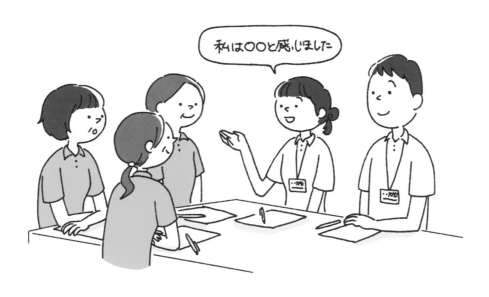

Q25 実習最終日（終了数日前）にすべきことは何ですか？

A 実習カンファレンスの準備、実習でお世話になった療養者、管理者、指導者、職員の方々への挨拶、使用したスペースの清掃、忘れ物の確認を行います。

解説

実習最終日を迎えることができるのは、あなたの努力はもちろんですが、療養者や職員の方の協力なしには実現しなかったことです。指導の時間を設けてくださったり、カンファレンスを開催してくださったり、通常の業務に加えて、そのような時間をつくることは大変なことです。実習先は、後進の育成に賛同しているからこそ、実習を受け入れてくださっています。

実習カンファレンスの準備

実習最終日（もしくは前日）には実習カンファレンスが行われます。各自が実習での学びを発表・共有する場合や、何らかのテーマを設定して意見交換を行う場合もあります。後者の場合は、実習開始時から問題意識をもってテーマを考えておくなどの準備をはじめておきましょう。どうしても難しい時には教員に早めに相談しましょう。カンファレンスは苦手で緊張するという声はよく耳にします。事前に発表の内容をまとめておきましょう。また、管理者や教員が参加の予定があるかも確認しておきましょう。

管理者・実習指導者・職員の方々への挨拶

管理者や実習指導者には、お礼とともに「印象的なことや何を学び、どのように次にいかしていきたいか」を自分の言葉でそえるとよいでしょう。また、実習先の職員にもあなたが気づかないところでお世話になっているものです。挨拶のタイミングは、職員の業務状況を考慮し、あらかじめ実習指導者に確認しておくといいでしょう。

療養者への挨拶

療養者の方々には、「充実した実習を行うことができました。お世話になりましてありがとうございました」と謝意を伝えましょう。学生が受けもたせていただく実習

では、あなたが受けもつことを了承くださったことへの感謝を欠かすことはできません。さまざまなことを教えてくださった療養者に、何を学んだか、今後どのようにいかしていきたいかなど具体例をあげて伝えるとよいでしょう。学生実習での出会いは、あなたが職業人になってもずっと覚えているものです。

使用した控室・ロッカーの整理、忘れ物の確認

　実習先によっては、実習生用の部屋やロッカー、テーブル等を用意してくださるところもあります。これらは毎日、整理整頓してから帰宅していると思いますが、実習最終日は特に念入りにきれいにしましょう。これが感謝の気持ちを伝えることにつながります。また、忘れ物、特に療養者の情報が記載された記録物は決して忘れないようにしましょう。ロッカーの鍵は翌週から他校の学生が使用する場合がありますので、必ず返却しましょう。

提出物の確認

　実習終了後には記録物やレポートの提出が待っています。期日を確認し、遅れずに提出しましょう。

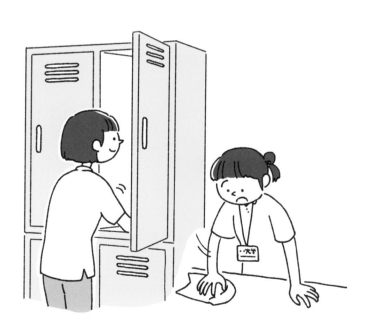

学内実習

Q26 実習終了後に行うべきことには、どのようなものがありますか？

A 提出する記録物を再確認し、作成すること、学内カンファレンスの準備を行うこと、借用した物品を返却します。

記録物提出の確認・作成

　臨地での実習が終了してホッとしていると思いますが、実習終了後にもすべき事柄はあります。提出する実習関係の記録物は何か、提出日、提出先、提出方法について改めて確認しましょう。実習先からいただくべきサインやコメントは手元に揃っていますか。記入漏れはありませんか。実習日誌は最終日を除いて仕上がっていますね。あとは、実習総括としてのレポートが残っていますね。また、大学によっては担当させていただいた療養者の看護過程に関する記録があります。これらの書類の作成を通して、学びや体験を言語化し、成果として確かなものにしておきましょう。

学内カンファレンスの準備

　臨地実習後に開催される学内カンファレンスは、各自の実習の学びを学生間で共有したり、設定されたテーマについて意見交換を行います。発表資料を作成する場合には必要な資料を整えておきましょう。学生主体で進行することが多く、役割分担を決めておくとよいでしょう。

物品の返却

　訪問かばん、訪問に必要な物品などを指定された日時、場所に返却します。破損や劣化したものがあれば教員に伝えましょう。不足した消耗品を補充するなど、次の実習グループがすぐ使えるように整えておきましょう。

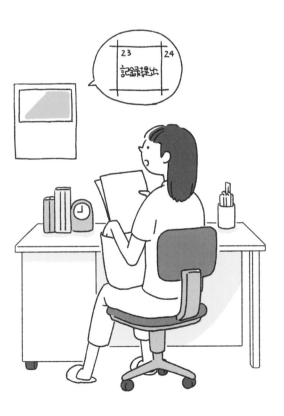

Q27 学内実習カンファレンスは何をするのですか？

A 施設の特徴や対象が異なるため、さまざまな看護事例を共有することと、自身の実践をリフレクションします。

解説

学内実習カンファレンスでやることは、①情報共有、②リフレクション、③地域・在宅看護のまとめの3つです。

情報共有

地域・在宅看護実習の実習施設は、訪問看護ステーションや地域包括支援センター、デイサービスや看護小規模多機能型居宅介護事業所などさまざまです。実習人数も1グループ2〜3人と少ないのも特徴です。実習施設の設置主体は医療法人、社会福祉法人、株式会社、NPO法人などさまざまであり、併設施設や業務形態も異なります。学内実習のカンファレンスでは、さまざまな種類の実習施設の特徴や看護事例を共有します。地域・在宅看護の場や対象者の多様性について、仲間の経験を聴くことで理解を深めることができます。

リフレクション

皆さんが実践した療養者ケアや地域ケアの体験では、コミュニケーションや看護技術の場面で、うまくいかなかったり失敗したと感じることもでてきます。もちろん、とてもうまくいったと感じる場面もあると思います。うまくいかなかった理由やうまくいった理由を、仲間や教員とリフレクションすることで、自分の課題と解決策を見つけます。自分自身を知ることで看護師としての自己成長につながります。

地域・在宅看護のまとめ

皆さん個々の実習での学びを共有し、「地域・在宅での暮らしのなかの看護」について言語化して深めます。皆さんそれぞれが捉えた看護師の役割や連携の視点を共有し、意見交換することで、実習目標の達成度を確認します。

事例検討

　訪問看護ステーション等の実習施設では、一人の療養者について看護過程の展開を体験します。学生個々が立案した看護計画や看護実践について、学内実習時に事例検討を行います。皆さんが経験した事例の課題解決や援助の工夫を共有することで、地域で療養するさまざまな人と家族についての理解を深めることができます。事例検討により地域・在宅看護の必要性と援助方法を深める学習の機会になります。

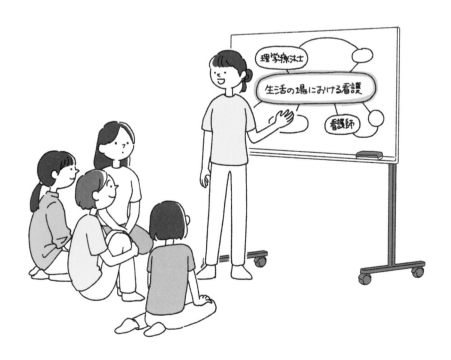

Q28 実習レポートの作成はどうしたらいいですか？

A 実習を通して見学・体験したこと、そこで何を考えたのかを書こう！

 解説

　レポートというと堅苦しく考えがちです。しかし、レポートで求められているのは、皆さんが実習を通してどのような見学や体験をしたのか、その時にどのようなことを考えたのか、そこで何を学んだかを記載することが基本となります。実習中の体験は一人ひとり異なります。同じ場面を見学したとしても、考えたことは全く同じにはならないでしょう。自分が体験し考えたことは、言葉にしないと他者には伝わりません。体験内容を言葉で説明する、自分の考えを伝えることはチームケアの実践や自分の理解を深めるために役立ちます。具体例を参考に、どのような場面を見学して、何を感じ考えたか、そこで学んだことは何かを記載してみましょう。もちろん、レポートのなかで引用した文献や参考にした文献がある場合は、出典を記載しましょう。

---

① 何を見学し体験したか

　Aさん、80歳代、男性、精神障害をもつ娘と2人暮らしである。糖尿病が悪化したため入院治療中だったが、入院先の病院から訪問看護ステーションに、Aさんが退院すると連絡があったため、退院後の状態観察を行うためにAさん宅を訪問した。Aさんは、2階建の1階部分の土間の奥にある6畳の和室にいた。室内には、エアコンとこたつがあったが電源は入っていなかった。室温は5度だったが、Aさんは飼い犬とともにベッドに横になっていた。暖房を入れていないことについて、Aさんは「昨日退院したが暖房が入らないんだ。寒くてしょうがないから、夕べは犬と一緒に寝て暖をとったよ。娘に夕飯を買っておくように頼んだら、あんぱんなんて買ってきやがって。俺は糖尿病だから甘い物を食べられないって言っているのにバカ娘が」と興奮した様子で話されていた。訪問看護師が、暖房の電源を確認し「夕べは寒かったでしょう。娘さんはお買い物行くことができたのですね。（エアコンのリモコン、コタツの電源を探して）電源入りましたよ。入院中はワンちゃんも寂しかったね」など、声をかけていた。健康状態については、「朝のお薬は飲めましたか。ゴミ箱を見せていただきますね。お薬の空きシートがあるので、しっかり飲めましたね」と声をかけながら、バイタルサインや血糖測定を行っていた。

② 何を考えたか、何を学んだか

　私は、この場面を見学して2つのことを考えた。1つ目は、退院時の継続ケアについてである。私は以前、病院実習を行った時に退院する患者を受けもち、退院後の治療継続や生活の仕方についてパンフレットを作成し支援を行った。しかし、パンフレットの内容だけでは不十分だったと気づかされた。私は、Aさんのように退院したその日に食べる物がない、暖房の入れ方を忘れて犬を抱いて暖をとるなど想像もしていなかったからである。退院支援は、患者が退院することを目指すのでなく、患者が入院前の生活に戻れるように、より健康な生活を送れるように支援を行う必要がある。そのために看護師は、入院前の生活環境を具体的に知ることが重要であり、患者や家族、在宅ケアに関わる職種から情報を得ておく必要があると考える。また、入院中の患者の状態を在宅ケアの職員にあらかじめ伝えることや、退院後に患者が困ることについて訪問看護師や関わる職種と話し合うことによって、患者が退院直後から安心して生活できるように継続したケアを提供するために在宅療養支援に関わる訪問看護ステーションの看護師らと連携を図る必要があると考えた。

　2つ目は、訪問看護師の対応についてである。Aさんは、訪問時に興奮した様子で話をしていたが、訪問看護師はAさんの困りごとを傾聴するだけでなく、Aさんや家族が自分でできていることを言葉にして返答していた。Aさんは、やや興奮した話し方から穏やかな口調になり、表情も笑顔に変化していった。私は、訪問看護師はAさんができていることを認める、Aさんの自尊感情を支えることによって、Aさんに安心感を与えていると考えた。訪問看護は、生活の場において看護を提供するため、療養者の生活や価値観を尊重した看護実践が求められる。Aさんの薬物療養においても、服薬状況を確認するために所定のゴミ箱に服薬後の薬袋を廃棄するように療養者と取り決めるなど、療養者ができる方法で薬物療法を支援していた。

　以上のことから、患者が退院後に困りそうなことを在宅ケアに関わる職種と共有することによって、継続看護の実践が可能になると考えた。

番外編：実習受け入れ側に聞いてみたいこと

 Q29 「頑張っているな」と感心するのはどのような実習生ですか？

A 目標に向かってやりとげようとし、努力や成長が見える学生です。

解説

実習目標の達成に向けてやり抜こうとする姿勢

　「頑張る」というそもそもの言葉の意味は、困難に負けずにやり抜くことだそうです。つまり、慣れない環境の実習で、緊張や不安という困難があるなか、それに負けずに実習目標にそってやりとげようとすることでしょう。

　さて、それでは実習目標にはどのようなことが書かれているでしょうか。おそらく、「療養者の疾患や生活を理解する」とか、「訪問看護ステーションの制度や訪問看護師の役割を理解する」とか、「適切な態度を通して関係者と良好な関係がとれる」などでしょうか。これらの達成に向けて、やり抜こうとする姿勢や行動が見えると、指導者は頑張っていると評価します。

自分の成長を嬉しく思う気持ち

　次に、やりとげなければならない場面で、努力が見えたり、成長や進歩が明らかだと、周囲は頑張っていると思います。昨日わからなかったことを調べてきたとか、1日目より2日目のほうが準備や片付けが早くなったとか、1週目より2週目のほうが質問が多くなったなどでしょうか。

　学生はまだ勉強中なのですから、わからないことがあって当然です。実習で新しいことをたくさん学びたいという姿勢と、そうして自分が成長するのが嬉しい、楽しい、やりがいがあるという思いがあれば、きっと指導者は頑張っている学生だと思うと考えます。

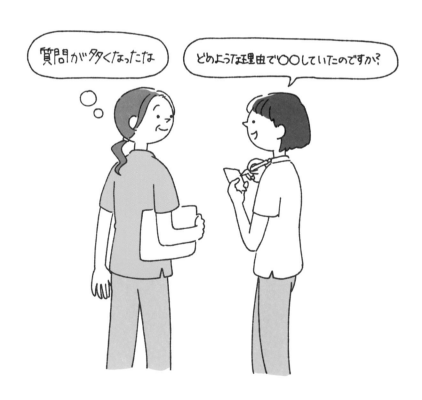

Q30 「これは困る」と感じるのはどのような実習生ですか？

A 療養者に感謝の気持ちをもてない実習生は、療養者も残念に思うので困ります。

解説

実習を受け入れてくださることに感謝の気持ちをもつ

　訪問看護の実習は、療養者の生活の場に、他人が入るということです。逆の立場で考えたら、知らない人が、家のなかに入ってくるというのは決して喜ばしいことではありませんよね。しかし、療養者は実習の意義や価値を理解しているからこそ、実習に協力し、実習生の訪問を承諾してくれているのです。こうしたことへの感謝の気持ちをもち、それを表現できると、受け入れた療養者も実習生のために、さらに何かできないかと考えてくださいます。自分の体験を語ったり、医療処置や排泄・清潔などの援助場面を見せてくださるのです。

挨拶で感謝の気持ちを表現する

　それでは、感謝の気持ちはどのようにしたら表現できるのでしょうか。それは、まずは挨拶です。「おはようございます」「学生の○○です。よろしくお願いします」といった訪問開始の時の挨拶と、「ありがとうございます（ました）」といった言葉とともに頭を下げて礼をするという行動です。そして笑顔です。笑顔は、人が喜んでいる、嬉しいという表現をする動作です。つまり、自分が協力して受け入れた実習生は、それを喜んでくれた、自分との出会いを嬉しいと思ってくれた、ということがわかると、療養者も実習を受け入れてよかったと思うのです。訪問中の療養者とのやりとりのなかでも、笑顔でいて、「はい」「○○です」などとはっきりと返事ができると、療養者はよい印象をもってくれて、療養者も笑顔になると考えます。

実習生が療養者にとって価値のある存在になる

　療養者にとって、実習生は受け入れ難い他人という側面もあれば、日常生活とは異なる社会的な刺激という側面もあります。療養者の実習生受け入れにいたる気持ちを

よく理解し、感謝の気持ちを伝え、たとえ短い時間であって互いによい感情のやりとりがあれば、実習生も療養者にとって、価値のある存在になります。よい感情をもってもらうには、挨拶や笑顔のほかに、服装や身だしなみといった要素もあります。

　困る実習生とは、療養者にとっての不快な思いを考えられない人といえるでしょうか。

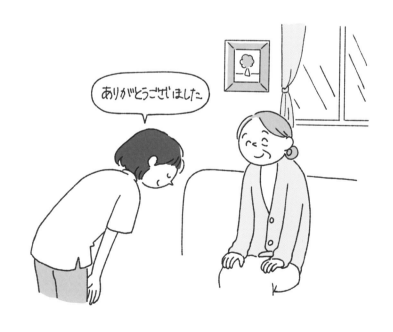

Q31 実習先は、実習生にどのようなことを求めていますか？

A 目標に沿って学ぶ姿勢、学生として真摯な態度が見えると嬉しいです。

疾患や障害、制度に関する知識を学んでほしい

　実習には実習目標があります。学校と実習先とは目標を共有していますから、実習目標の達成に向けての行動をしてほしいと考えます。そこには、知識や技術に関することと、態度や姿勢、考え方や価値観などが含まれているのではないでしょうか。

　そこでまずは、受けもち療養者の疾患や治療、障害や生活に関する知識を学習してほしいです。そして、訪問看護の制度やしくみ、介護保険制度などの知識も学習してほしいです。療養者の訪問看護の時に使う医療処置や生活援助の技術も確認してきてほしいですね。

挨拶や言葉づかい、物を扱う動作に気をつけてほしい

　次に、看護学生として他者を尊重する態度や、周囲と協調して自分の役割を果たそうとする姿勢を求めます。具体的には、朝や帰りの挨拶、療養者宅での挨拶や言葉づかい、タオルやリネン類、血圧計など物を扱う時の丁寧な動作などを気をつけてほしいと思います。気をつけてこれらを実施しようとしていれば、指導者も看護学生としての誠実で真摯な態度・姿勢だと評価するでしょう。

自分の考えや価値観を広げていってほしい

　さらに、実習を通して、看護や生活、療養者の個別性など、見たり聞いたりしたものに対する自分の考えを振り返り、自分の考えや価値観を広げていってほしいと思います。それは、今後どこで看護職として働くにせよ、柔軟で創造的な考え方が求められ、多様な対象者を尊重して理解することにつながるからです。

　難しそうに書きましたが、元気な笑顔で挨拶をしてくれたり、自分で気がついたことを楽しいと思ってもらえるのが、指導者側にとって嬉しいことです。

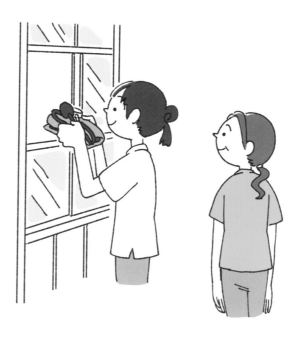

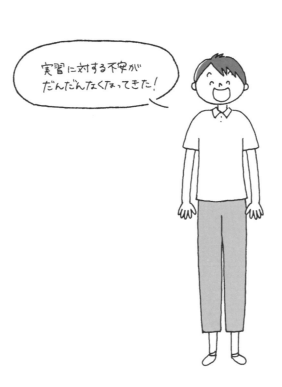

巻末付録

1 訪問看護の様式

- ・訪問看護指示書・在宅患者訪問点滴注射指示書
- ・特別訪問看護指示書・在宅患者訪問点滴注射指示書
- ・訪問看護計画書（介護保険）
- ・訪問看護報告書（介護保険）
- ・理学療法士、作業療法士又は言語聴覚士による
  訪問看護の詳細

2 地域・在宅で活躍する先輩たち

3 地域・在宅看護実習に役立つ言葉

訪問看護指示書・在宅患者訪問点滴注射指示書

(別紙様式16)

> 有効期限は最長6か月です。指示内容が変更になった時は、再発行されます。

訪問看護指示書
在宅患者訪問点滴注射指示書

※該当する指示書を○で囲むこと

訪問看護指示期間 (令和 3 年 5 月 1 日 ～ 3 年 10 月 31 日)
点滴注射指示期間 (年 月 日 ～ 年 月 日)

> 療養者の自立度の概要を把握します。ただし、これだけでは療養者が自分でできる動作、支援が必要な動作、特に直近の状態は把握できません。実習中は、同行する訪問看護師に事前に確認しましょう。訪問中は、療養者の自立を妨げないように、なおかつ安全にケアができるように配慮しましょう。

患者氏名	A	生年月日	昭和 15 年 8 月 1 日 (81 歳)

住所 ○○県●●市●● 1-1　電話 (000) 1111 - 2222

> 常時服用する薬剤、排便困難時など状態に応じて服用する薬剤が記載されています。療養者がどのような薬剤を服用しているか、薬剤の作用・副反応を確認し、療養者の健康状態を観察しましょう。

現在の状況 (該当項目に○等)

主たる傷病名 (1) 2型糖尿病 (2)

現在の状態　脳梗塞後の後遺症あり。血

投薬中の薬剤の用量・用法
1. アリセプト錠5mg 1錠 1回/日昼食後　2. ジャヌビア錠 50mg1錠/日昼食後
3. リピドール錠 10mg 1錠 1回/昼食後　4. リクシアナOD錠 15mg 2錠 1回/日昼食後、
5. ウルソデオキシコール酸錠 100mg 6錠 3回/日毎食後、6. ラコールNF配合経腸用半固形剤 300g3本 3回/日、7. マグミット錠 330mg 1錠 1回/日朝食後

日常生活自立度

寝たきり度　J1　J2　A1　A2　B1　B2　C1　(C2)
認知症の状況　I　IIa　IIb　IIIa　IIIb　(IV)　M

要介護認定の状況　要支援 (1 2)　要介護 (1 2 3 4 (5))

> 介護保険制度を活用できるか確認します。介護度によって介護保険サービスの利用限度額が変わります。

褥瘡の深さ　DESIGN分類 D3 D4 D5　NPUAP分類 III度 IV度

装着・使用医療機器等
1. 自動腹膜灌流装置　2. 透析液供給装置　3. 酸素療法 ( )
4. 吸引器　5. 中心静脈栄養　6. 輸液ポンプ
(7) 経管栄養(経鼻・(胃瘻): サイズ GB バルンカテーテルボタ
(8) 留置カテーテル(部位:膀胱　サイズ 16Fr、14日に1)
9. 人工呼吸器 (陽圧式・陰圧式:設定)
10. 気管カニューレ(サイズ)
11. 人工 3. その他 ( )

> 療養者がどのような医療機器等を使用しているのか、身体に装着されている物、体内に挿入されている物、目的や合併症をおさえておきましょう。訪問時には異常がないか観察をするとともに、安全かつ適切に医療が提供されるように管理を行います。

> 医師の指示内容が記載されています。訪問目的に通じる内容です。訪問前に何を目的として訪問するか指示内容を確認しましょう。

留意事項及び指示事項
I　療養生活指導上の留意事項

II 1. リハビリテーション
　理学療法士・作業療法士
　1日あたり (20)・40・60 ( )分を週 (2)回 (注:介護保険の訪問看護を行う場合に記載)
2. 褥瘡の処置等　なし
3. 装着・使用医療機器等の操作援助・管理　なし
4. その他

在宅患者訪問点滴注射に関する指示 (投与薬剤・投与量・投与方法等)

緊急時の連絡先　○○病院　○○外来:000-0123-4567
不在時の対応　○○病院　救命救急センター:000-0123-4568

特記すべき留意事項 (注:薬の相互作用・副作用についての留意点、及び複合型サービス利用時の留意事項等があれば記載して下さい。)
なし

> 一人の療養者に対して複数の訪問看護ステーションがかかわる時があります。その場合、各ステーションに指示書が発行されます。医療機関およびステーション間で連携してケアが提供されます。複数のステーションを利用することになった経緯や複数のステーションからケアを提供することによって、療養者の生活がどのように変化したか、同行する訪問看護師に尋ねてみましょう。

他の訪問看護ステーションへの指示
((無) 有 : 指定訪問看護ステーション名)
たんの吸引等実施のための訪問介護事業所への指示
((無) 有 : 訪問介護事業所名)

> たんの吸引が必要な療養者に対して、医師の指示により研修を受講した介護職が吸引を実施することが可能となっています。訪問看護師は、安全にたんの吸引が行われているか、療養者の状態に沿った方法でたんの吸引が行われているか、健康状態に異常はないか観察し、療養者に医療が安全に提供されるように看護を行う必要があります。たんの吸引を安全に行うための体制をどのように整えているか、訪問看護師に質問してみましょう。

上記のとおり、指示いたします。

医療機関名　○○病
住　所　○○県
電　話
(FAX.)
医師氏名　○○○○

事業所　○○訪問看護ステーション　殿　　印

特別訪問看護指示書・在宅患者訪問点滴注射指示書

（別紙様式18）

介護保険による訪問看護の利用者であっても、状態が変化した時は、特別訪問看護指示書が発行され、その期間は医療保険による頻繁な訪問が可能になります。

特別訪問看護指示書
在宅患者訪問点滴注射指示書

※該当する指示書を○で囲むこと

特別看護指示期間（令和3年6月2日　～　令和3年6月14日）
点滴注射指示期間（令和3年6月2日　～　令和3年6月　7日）

患者氏名	A	生年月日	昭和15年　8月　1日

特別看護指示期間は2週間、点滴注射指示期間は1週間です。

病状・主訴：

糖尿病、脳梗塞、アルツハイマー型認知症

一時的に訪問看護が頻繁に必要な理由：

6月1日より38℃台の発熱がある。むせ込みがあり水分摂取できず脱水があるため補液が必要です。また、肺炎を起こしやすい状態であるため、看護師による医療処置および観察が必要です。

留意事項及び指示事項（注：点滴注射薬の相互作用・副作用についての留意点があれば記載して下さい。）

ショック・アナフィラキシー症状出現時は投与を中止し、当院へ連絡をください。

点滴注射指示内容（投与薬剤・投与量・投与方法等）

次の点滴を1日1回投与してください。
①ビーフリード500ml＋シーパラ1A
②生理食塩水100ml＋セフトリアキソンNa 2g

緊急時の連絡先　　当院まで連絡をお願いします。

上記のとおり、指示いたします。

令和3年　6月　2日

医療機関名　○○病院
住　　　所　○○県○○市○○3－2－1
電　　　話
（FAX.）
医師氏名　○○○○　　　　　　　　　　　　　印

事業所　訪問看護ステーション　殿

訪問看護計画書（介護保険）

別紙様式１

訪問看護計画書

利用者氏名	A	生年月日	昭和 15 年　8 月　1 日（ 81 ）歳

要介護認定の状況	要支援（ 1　2 ）　　要介護（ 1　2　3　4　⑤ ）

住　　所	○○県○○市○○ 1 － 1

看護・リハビリテーションの目標

1　健康状態の異常の早期発見と対応により、在宅生活を快適に過ごすこ〔…〕
2　床上における日常生活動作能力を高め、家族の介護負担の軽減をはか〔…〕

年 月 日	問 題 点 ・ 解 決 策	
令和３年５月１日	#1　誤嚥性肺炎のリスク状態 O-1　発熱の有無 O-2　喀痰・肺雑音の有無、SpO₂ O-3　口腔粘膜の汚染の有無 T-1　経管栄養注入前に痰がらみの有無を確認し必要時吸引する T-2　経管栄養剤注入時に半座位にして栄養剤の逆流を防ぐ E-1　嘔吐時には注入を中止するように家族に説明する #2　脳梗塞の後遺症のため身体可動性が障害され生活意欲が低下している O-1　バイタルサイン・意識状態・麻痺および拘縮の拡大の有無 O-2　水分摂取量・排尿量など脱水症状の有無、再梗塞発作の有無 O-3　関節可動域・筋力の程度、知覚障害の疼痛の有無 O-4　抑うつ症状、否定的な言動や表情、睡眠状態 T-1　関節可動域訓練、筋力トレーニング、日常生活動作訓練 T-2　屋内の手すりなど福祉用具の設置 T-3　本人ができることを承認する E-1　本人ができることを家族と共有し過度な介助にならないようにする。家族が疲労をためないように訪問時は休息をとるように伝える。	〔…〕炎は予防できていると考える。今後も、排痰や口腔ケアを継続し肺炎の予防に努める必要があるため♯１を継続する。 麻痺の進行や再梗塞の発作はないが、生活意欲の低下があり、日常生活動作が困難なことに苛立つ時がある。家族への依存傾向がみられる。リハビリテーションにより日常生活動作の回復を支援し、できたことを承認・強化することにより自尊心を支え、さらに家族の介護負担の軽減を図っていく必要があるため♯２を継続する。

衛生材料等が必要な処置の有無　　　　　　　　　　　　　　　　　　　　　　　　有　・　無

処置の内容		必要量
膀胱留置カテーテル交換	フォー〔…〕 16Fr、〔…〕	14 日に 1 回交換

備考（特別な管理を要する内容、その他留意すべき事項等）

作成者①	氏 名：○○○○	職 種　看護師・保健師
作成者②	氏 名：△△△△	職 種　理学療法士・作業療法士・言語聴覚士

上記の訪問看護計画書に基づき指定訪問看護又は看護サービスの提供を実施いたします。

令和３年　５月　１日

事業所名　○○訪問看護ステーショ〔…〕
管理者氏名　○○○○

○○○○　殿

162

訪問看護報告書（介護保険）

訪問看護報告書

別紙様式2

利用者氏名	A	生年月日	昭和 15 年　　8 月　　1 日（　81　）歳
要介護認定の状況	要支援（1　　2）　　要介護（1　　2　　3　　4　　⑤）		
住　　所	○○県○○市○○ 1 - 1 - 1		

訪問看護報告書も毎月作成され、医師への提出が必須となっています。
その月の訪問日、病状の経過、看護の内容、家庭での介護の状況を報告し、情報を共有することによって医師と連携しながら、看護を提供しています。病状変化による急な対応が必要なときは、医師に電話や在宅医療支援専用 SNS などを使用し、速やかに状態を報告しています。

訪問日	令和 3 年　5 月 1　2　3　4　5　⑥　⟨7⟩ 8　9　⑩　11　⟨12⟩　⟨13⟩　⟨14⟩ 15　16　⑰　18　⟨19⟩　⟨20⟩　㉑ 22　23　㉔　25　⟨26⟩　㉗　⟨28⟩ 29　30　㉛ 　　　　　　　　　　1 　　　　8 　　15 22　23　24　25　26　27　28 29　30　31 訪問日を○で囲むこと。理学療法士、作業療法士又は言語聴覚士による訪問看護を実施した場合は◇、特別訪問看護指示書に基づく訪問看護を実施した日は△で囲むこと。緊急時訪問を行った場合は×印とすること。なお、右表は訪問日が2月にわたる場合使用すること。
病状の経過	＜看護＞ ・血圧 110 ～ 120/70 ～ 80mmHg、体温 35.8 ～ 36.5℃、脈拍 60 ～ 70 回 / 分（不整なし）、SpO_2 は 95 ～ 98%、肺雑音なし、無色透明水溶性喀痰 2 ～ 3 回 / 日自力で喀出しており、口腔内の清潔も保たれている。尿量は 1200 ～ 1500mL/ 日、尿の混濁なし、浮腫なし。胃ろう周辺の皮膚トラブルなし。排便の状況に応じて、浣腸および摘便を行っている。家族も介護方法に慣れてきているが疲労があるため、訪問看護利用時は休息を促している。 ＜リハビリテーション＞ 身体機能の大きな変化はないが、車いすへ移乗しテレビを視聴する時間が 10 分程度であったが、相撲番組を見る時は 90 分間の座位保持が可能となった。7 月初旬に開催される孫の運動会を楽しみにしているため、車いすの移乗、移動など外出に向けた支援を行っている。今後も、全身状態の観察をしながら、身体機能・認知機能の維持に向けた支援を行う。
看護の内容	1．膀胱留置カテーテルの管理・交換 2．胃ろう・栄養の管理 3．バイタルサイン測定・全身状態の観察 4．排便介助 5．日常生活動作・関節可動域・起居動作・座位訓練
家庭での介護の状況	平屋の 1 軒屋に、夫と 2 人暮らしである。夫が一人で介護をしている。家事と介護の両立で疲労がある。娘 1 人は徒歩 10 分程のところに居住しているが、会社勤めをしながら育児（3 歳、5 歳）をしているため、食料の買い置きなどしている。週末は、孫を連れて実家に戻り、食事や母親の介護をしている。夫は、週末に散髪に行ったり、休息をとることができている。夫も 80 歳代と高齢であることから、A 氏および家族の希望によっては、生活介護に関する支援の導入について検討していく必要がある。
衛生材料等の使用量および使用状況	衛生材料等の名称：（フォーリーカテーテルキット 16Fr　　　　　　） 使用及び交換頻度：（14 日に 1 回　　　　　　　　　　　　　　　） 使用量：（1 セット／月　　　　　　　　　　　　　　　　　　　）
衛生材料等の種類・量の変更	衛生材料等（種類・サイズ・必要量等）の変更の必要性：　有　・　⓪無 変更内容
特記すべき事項	
作成者	氏名：○○○○　　　　　　　　職　種：⟨看護師⟩・保健師

上記の訪問看護計画書に基づき指定訪問看護又は看護サービスの提供を実施いたします。

令和 3 年　　5 月　　31 日

事業所名　　○○訪問看護ステーション
管理者氏名　○○○○

○○病院○○○○　殿

理学療法士、作業療法士又は言語聴覚士による訪問看護の詳細

別紙様式2-(1)

別添

利用者氏名	
日常生活自立度	自立　J1　J2　A1　A2　B1　B2　C1　Ⓒ2
認知症高齢者の日常生活自立度	自立　I　Ⅱa　Ⅲb　Ⅲa　Ⅲb　Ⅳ　Ⓜ
理学療法士、作業療法士又は言語聴覚士が行った訪問看護、家族等への指導、リスク管理等の内容	♯1 誤嚥性肺炎のリスクについて、腹式呼吸、排痰法を行い肺炎予防に努めている。 ♯2 関節可動域・起居動作・座位訓練により、車いすへの移動介助量が減っている。 ♯3 関節可動域・座位訓練により、座位が安定しTV視聴、外出が可能になっている。

> 自立度を点数化したBarthel Indexを活用した評価がされます。
> コミュニケーションは、聞き取れるか、理解できているか、表出できるか、意思伝達に関する補助装置の使用状況等が記載されます。

	項目	自立	一部介助	全介助	備考
活動	食事	10	Ⓢ	0	スプーン使用可、適宜介助要す
	ベッド間の移乗	15	10　←監視下		端座位は一部介助・見守り必要
		座れるが移れない→ 5		Ⓞ	
	整容	5	0	Ⓞ	
	トイレ動作	10	5	Ⓞ	
	入浴	5	0	Ⓞ	デイサービスにて入浴
	平地歩行	15	10　←歩行器等		
		車椅子操作が可能→ 5		Ⓞ	
	階段昇降	10	5	Ⓞ	
	更衣	10	5	Ⓞ	
	排便コントロール	10	5	Ⓞ	便意訴えなし
	排尿コントロール	10	5	Ⓞ	膀胱留置カテーテル使用中
	合計点		5 / 100		

> 家庭内の役割、余暇活動、社会地域活動、終了後（リハビリテーション終了後）に行いたい社会参加等の取り組みを評価します。リハビリテーションを行ったことによって、これらがどのように変化しているかが記載されます。療養者が望む生活の実現を目指してリハビリテーションが提供されています。

参加	コミュニケーション	覚醒時は返答あり。首を振って「いいえ」と意思表示をする。
	家庭内の役割	A氏は自炊はできないが夫が家事や介護を行っている。夫は妻が以前作っていた料理をまねて炊事を行っており、A氏が「美味しい」などの反応をした時は夫の笑顔がみられる。また、孫が来るとお菓子をあげたり、妻・祖母の役割を担っている。
	余暇活動（内容及び頻度）	大相撲がはじまると車いすに移乗し、90分ほどテレビ鑑賞をしている。週に1回娘が介護を手伝いに来た時は、車いすで近所を散歩している。
	社会地域活動（内容及び頻度）	デイサービスを利用しているため、他者との交流機会が保たれている。
	終了後に行いたい社会参加等の取組	身体機能を維持し、家族と穏やかに暮らしたい。孫の運動会を見に行くなど成長を見守りたい。
	看護職員との連携状況、看護の視点からの利用者の評価	関節可動域および筋力が維持できており、車いす移譲や座位の時間が延長し、病前にA氏が好んで視聴していた大相撲を見るなど、A氏らしい生活を取り戻しつつある。

> リハビリテーションの専門職が看護職員とどのように連携をしてリハビリテーションを実施したか、看護の視点から療養者がどのように変化したかを評価します。

特記すべき事項	

作成者	氏名：○○○○	職種：理学療法士・作業療法士・言語聴覚士

訪問看護の一貫としてリハビリテーションが行われた時には、通常の報告書に加えて、本報告書を作成し医師に提出します。

この書類では、療養者の身体機能に限らず生活がどのように変化したか、看護の視点を取り入れた評価がされています。療養者のなかには、進行性の疾患を抱える方もいるため、長期にわたってリハビリテーションが提供されることがあります。実習中は、まずは直近の情報を収集し、訪問看護利用開始時の健康状態と生活状況、提供された看護内容、その結果どのように変化してきたのかを捉えていきましょう。

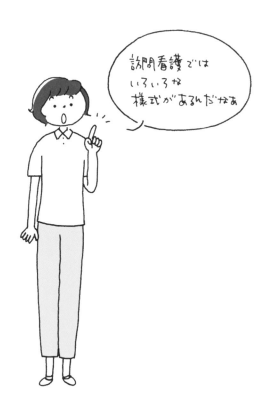

訪問看護ではいろいろな様式があるんだなあ

多くの方々との出会いが訪問看護の楽しさを教えてくれた

新卒訪問看護師
平尾 佳奈さん
（鳥取県看護協会訪問看護ステーション）

訪問看護師までの道のり

皆さん、はじめまして。

私は、新卒から鳥取県看護協会訪問看護ステーションで働きはじめ、今年で6年目の訪問看護師です。訪問車から見える四季の移り変わりを楽しみながら、利用者さん宅を訪問しています。

私が訪問看護という仕事にはじめて興味をもったのは、専門学生2年生の時でした。講義のなかで、訪問看護師の方から、訪問看護の難しさや大変さよりも人とかかわることのおもしろさ、人がもつ意志の強さを教えていただきました。また、その時にはじめて、新卒からでも訪問看護ができると知りました。興味はありましたが、最初は病院で経験を積んで、「将来的に訪問看護師として働けたらいいな」くらいに考えていました。

就職先を決める3年生。「働きたい病院はどこかな…」と、ずっと考えていました。そのような時に「在宅看護学実習」がはじまりました。利用者さんの衣服や環境、生活リズムや習慣などが違うなか、その人に合った方法で、心のこもったケアを行う訪問看護師の姿が、私にはキラキラして見えました。そして「私も訪問看護師になりたい」と思い、とてもワクワクしました。私の性格上、思い立ったらすぐ行動する傾向があるので、その時もすぐに、先生に「訪問看護師になりたい」と相談しました。幸いにも先生や環境に恵まれ、背中を押していただいてからトントンと話は進み、訪問看護師として働くことが決まりました。実際は3年生の秋にやっと就職先が決まり、かなり遅い時期の内定でしたが、自分の就職先に妥協せず、将来と向き合えたことは良かったと思います。

訪問看護はおもしろい！

いざ就職して1年目、当時は目の前の仕事に必死でした。そして、同期がいない心細さや「本当にやっていけるのか？ なんて甘くみていたのだろう」という、後悔や

不安が一時期絶えませんでした。また、病院研修に行った際には、看護学校の同期たちは夜勤がはじまり、病棟でテキパキと働く姿を見て、私はこの数か月何をしてきたのか、胸を張って訪問看護をしているとはいえないことに落ち込みました。時には、厳しい言葉をかけられたこともありましたが、自分の現状やその言葉に悔しさが強く残り、「絶対乗り越えよう、絶対見返そう」と思いました。病院研修以降も、何度も悔しい気持ちを感じ、それでも乗り越えることができたのは、利用者さん、職場の皆さんをはじめ、多くの方々との出会いのおかげでした。利用者さんの笑顔や言葉には何度も救われ、利用者さんから訪問看護の楽しさを一番に教えていただいたと思います。

　いろいろな姿や表情を見せる利用者さんだからこそ、訪問看護は難しくて、おもしろい仕事だと思います。そして、日々学ばせていただきながら、今も働き続けられていることに感謝しています。

最後に…

　私の文章だけでは、正直、訪問看護の魅力は伝えきれないですし、なかなかイメージしにくいと思います。ぜひ、地域・在宅看護実習では、たくさんのアンテナを張り、訪問看護の魅力やおもしろさを見つけてもらえたらと思います。そしてもし、訪問看護への興味がわいたら、そのワクワクした気持ちを大切にして、先生や身近な人に相談してみてくださいね。

一緒に地域をつくることが働き甲斐に

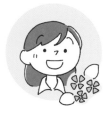

新卒訪問看護師
中西 真理奈さん
（みんなのかかりつけ訪問看護ステーション名古屋）

訪問看護師6年目です

　新卒から訪問看護師として勤務して、早5年が過ぎました。病院の入社式で訪問看護部門への配属を知りました。

　そんな私も、その後は訪問看護に魅せられ、転職後も訪問看護師として働いています。今回は在宅看護学（当時）との出合いから今に至るまで、そして皆さんに伝えたいことを書かせていただきます。

在宅看護学との出合い

　私が通っていた大学では、3年時に家族看護学・地域看護学・在宅看護学等を学び、4年時に実習というカリキュラムでした。実習ではじめて、地域で働く保健師や看護師、訪問看護師の存在を知りました。勉強は思うように進まなかったのですが、何となく在宅看護学が好きでした。田舎の三世代同居家庭で育ってきた私にとって、家族と地域で暮らしていくことは普通だったのだと思います。

実習での体験

　大学では、訪問看護ステーションで2週間実習しました。担当させていただいたのは、老老介護のご夫妻。レビー小体型認知症のご主人は暴力に及ぶこともあり、精神安定剤・睡眠薬が処方され、ほぼ寝たきりでした。その姿に葛藤する奥様と、施設入居をすすめる遠方の親戚たち。このまま家で過ごし続けていいのかと、奥様は迷っていました。

　当時の私はどうすればよいのか、さっぱりわからない状況でした。担当の訪問看護師さんのアドバイスを受けながら、利用者様と家族がどう過ごしていきたいのか、対話を重ねました。そこには家族とご夫妻の関係性や、ご夫妻のこれまでの歩み、夫・妻としての想いが沢山詰まっていました。そして、奥様が「できる限り、家で一緒にいてあげたいです」と在宅生活の継続を決められ、一緒に家で過ごせる方法を考えました。方法とは、疾病のコントロールを医師に相談することや、介護方法の工夫点、

他介護サービスの活用等です。使えそうな制度についても調べました。そして一緒に状態を見守りました。残念ながら調整段階で実習を終えましたが、利用者様や奥様の表情は明るくなっていきました。

　実習開始時点では、私は正直、施設に入居すればいいのではと思っていました。状況に目を背けたかったですし、対話によってそちらに押すこともできたと思います。しかし、実習のなかで、さまざまな人が関わることで新たな道が開くことを学べました。在宅を支えるサービスの存在は私自身が心強く思いましたし、今後ご夫妻の考えが変化したとしても、一緒に歩んでほしいと感じる体験となりました。

学び・働いて今思うこと

　私は、家族が一緒に暮らすことだけが良いと思っているわけではありません。核家族化が進み、病院や施設などさまざまな選択肢もあります。ただ、これには大きな地域差があります。希望しても受け入れ先がなく、家で療養されている方もいらっしゃいます。

　皆さんの地域はどうでしょうか。おそらく先程のご夫妻のような方々はいると思います。その方々が家にいることをサポートしてくれる地域でしょうか。

　私の力は微々たるものですが、私の働く地域には支えてくださる方々がおり、一緒に地域をつくっています。そんな皆さんと "家" という選択肢をもつこと、地域をつくることが私の働き甲斐となり訪問看護師を続けています。

　自分が住む地域をつくるのは自分です。とても身近なところにある看護ですので、訪問看護に限らず、ぜひ興味をもって地域・在宅看護に取り組んでいただければと思います。

看護師だからこそできるコミュニティへのアプローチ

コミュニティナース

佐藤 春華さん

（LIC 訪問看護リハビリステーション、

元綾部市役所　定住・地域政策課［コミュニティナース］）

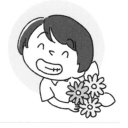

私の経歴

　私は看護学生時代、慢性期看護実習期間中に受け持ち患者さんが亡くなったことを機に終末期看護に関心をもちました。一方、大学時代はいわゆる "まちづくり" にも興味をもち、学外での活動も積極的に行っていました。「看護以外のこともしていて、何だかよくわからないけどすごいね」と声をかけてもらったこともあり、今振り返ると少し変わっていると思われていたかもしれません。大学卒業後は療養型病院に就職し、その後、「コミュニティナース」として働きました。

コミュニティナースについて

　「コミュニティナース」は、病院や施設ではなく地域のなかで、住民とパートナーシップを築きながら地域の健康増進を図る、いわば新種の看護師です。病気になる前の元気な時から、幅広い年齢層を対象に地域住民さんと関わります。

　ここからは私が実践したことや感じたことをお伝えしますが、私が語る「コミュニティナース活動」と他の方が語るものとでは、実践の形は全く異なると思いますので、その点はご了承ください。

　コミュニティナースの活動地域は、より高齢化が進んでいる中山間地域から都市部までさまざまで、現在もたくさんの方が全国で活動展開しています。私は京都府の北部にある人口3万3000人程（活動当時）の綾部市で、嘱託職員として活動しました。活動内容は、3年間にわたってコミュニティナースを綾部市で定着させ、地域住民の健康増進を推進しようというもので、3人の看護師で活動をはじめました。

　コミュニティナース活動では、病気になって必然的に医療機関に関わる前の段階から、医療機関に自ら出向くことのない方々にも出会うことができます。当時の私は、そのような方々が早い段階からご自身の身体や心に目を向ける機会が増えれば、自分の身体と心を大事にするきっかけができ、将来的に納得して地域で生活をしていけるのではないかと思い、活動に踏み切りました。

　私たちが最初にしたことは、とにかく顔を覚えてもらうことでした。その後、徐々に地域の方々と関係を作っていくなかで、「コミュニティナースとして地域にどうアプローチしたいか」を話していきました。また、地域の方からたくさんお話を伺いました。皆さんがどんな健康課題を抱えていて、どんな困りごとがあり、何を不安に思っているのか。それとも健康のことに関しては無頓着なのか。地域の方の声に耳を傾け、一般論ではなくその地域に対するアプローチを考える毎日でした。「コミュニティナース」という言葉や看護師の新しい地域へのアプローチが理解されづらく、苦悩もありました。それでも地域に足を運び、住民さんと対話を続けることで、少しずつ理解していただけたと感じることが増えていきました。

　ある日、地域の方と公民館で寄り合いを開催し、とある地域住民さんに健診結果をもとにアドバイスをさせていただいたことがありました。その後、その方に出会った時、「あんたらに言われてちょっと悔しくて、見返してやりたくて！」とおっしゃり、再度健診の結果をお見せいただくと、改善していた項目があったのです。その方の奥様とお会いした際には「皆さんに出会ってから主人が変わったんです」と言ってくださいました。たった1人の変化ですが、私にとってはとても大きな出来事でした。

　日本においてコミュニティナースは、資格や認定という枠組みで規定されていません。コミュニティナースは訪問看護師とも保健師とも異なります。規定がされていないため、地域の実情に沿った自由な活動を行っていて、仕事内容は百人百通りというところがコミュニティナースの独自性です。地域の特性や風土によって異なる部分もあると思いますが、所属や立場が異なるだけで、全国のコミュニティナースの目指す根本的なところは、共通していると思います。

看護師が、コミュニティで、コミュニティを、ケアする。

　「コミュニティへのアプローチ」は、長らくまちづくりの専門家が取り組んできたことの1つです。そこへ看護師が実践者として参入しケアをすることで、発揮できる力がきっとあると思っています。

　私自身は、"単純に生きながらえること"が幸福とは思いません。自分の人生に納得して生きていくことができなければ、たとえ命があっても、その時間はすごくつらいものであると思います。医療機関ではなく地域のなかに身をおくと、疾病の有無にかかわらず、その人らしく毎日を過ごそうとしているたくさんの方々に出会うことができます。そんな方々に向けてご自身の身体や心に目を向ける機会を増やし、「どうしてこんな風になっちゃったんだろう」「こんなはずじゃなかった」という声が減り、少しでも自分の毎日に納得して過ごせるように寄与していきたいと思います。

適切なアセスメントをし、安全な在宅療養生活を支える

特定行為研修修了者

瀧澤 晴海さん

（KA 訪問看護ステーション）

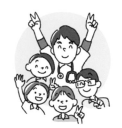

特定行為研修を知っていますか？

　在宅訪問すると療養者や家族からよく聞かれる言葉があります。「病院に行くと待ち時間が長くて体調が悪くなる」「具合が悪い時どうすればいいかわからない」「病院では聞きたいことが聞けない」などです。皆さんならどうしますか？

　これらのニーズをすべて満たすことは困難ですが、一部解決する方法に「特定行為に係る看護師の研修制度」の修了者（以下、特定行為研修修了者）の介入があります。特定行為研修修了者とは厚生労働省が定める研修機関で指定された 38 行為のうち 1 項目でも特定行為研修を修了した看護師のことをいいます。特定行為研修では臨床推論や臨床薬理学、医療安全など特定行為を安全に実施するための講義や特定行為実習を受けることができます。

　私はろう孔管理関連の特定行為研修を受け、在宅や施設において医師に代わり胃ろうカテーテルや膀胱カテーテルの交換を行っています。

　では特定行為研修修了者としてどのように活動しているのか事例を紹介します。

事例紹介

事例1　受診負担が軽減した事例

　Ａさんは、80 歳代の男性（要介護４）で、うっ血性心不全、アルツハイマー型認知症、肺水腫で通院治療をしていました。全介助状態にあり妻が主介護者となっています。受診は介護タクシーを利用し、妻が付き添っていました。

　昨年の春頃、38℃台の発熱のため近医へ受診しましたが、両下腿の浮腫と血尿が出現したため泌尿器科へ紹介されています。その後、急性腎盂腎炎、両側水腎症と診断され尿閉のため膀胱ろう造設となりました。退院時に訪問医を紹介され、医師から週１回の訪問看護、４週間ごとの定期膀胱ろうカテーテル交換の依頼を受け、訪問を続けています。チームでの訪問を開始したことにより、必要な医療や看護を在宅で受けることができるようになりました。

　この事例では特定行為研修を修了した看護師が訪問医と連携し、在宅で膀胱ろうカテーテル交換（特定行為）を行うことで療養者や家族の受診負担の軽減につながりました。

事例2　症状から臨床推論を行い、重症化を防いだ事例

　Bさんは、80歳代の男性で、2年前、肺炎症状により入院しCOPDの診断を受け在宅酸素療法を開始、自宅退院後は週2回の訪問看護を利用しています。訪問内容は在宅酸素療法の管理や身体診察、呼吸リハビリテーションの提供です。今回、就寝中に背部の鈍痛が続くため、家族が電話で相談してきました。電話での聴き取りでは、意識レベルの低下や呼吸の変化もなく、疼痛の増悪はない様子ですが、今まで経験したことがない疼痛が長く続いており背部痛という点でレッドサインの可能性があると判断し、鑑別診断のため早急に病院受診を家族に指示しました。救急外来到着後まもなく SpO_2 は80%台まで低下がみられ、胸部X線検査の結果、突発性気胸と診断され入院となりました。

　療養者の状態について臨床診断過程を含めてアセスメントし、鑑別診断のため受診が必要な状態と判断し、疾患の早期発見と重症化を防いだ事例です。

　このように特定行為研修修了者は療養者の状態をアセスメントし、在宅で特定行為や看護を提供し安全な在宅療養生活を支えています。

　訪問した際に「病院にいる患者さんと違うな…」と感じたら、それはあなたの地域・在宅看護の学びの成果です。そして、「なぜ？」の視点をもって療養者や家族に向き合ってみましょう。きっとあなたを成長させてくれます。

▶敬語（尊敬語、謙譲語、丁寧語等）の言い回し

●尊敬語

見てください	➡	ご覧いただけますでしょうか
読んでください	➡	お目通しいただけますでしょうか
伝えてください	➡	お伝えいただけますでしょうか
おかゆを食べました	➡	おかゆを召し上がりました
「頭が痛い」と言いました	➡	「頭が痛い」とおっしゃいました
あなたの病院	➡	貴院
ご苦労様でした	➡	お疲れ様でした（ご苦労様は目上の人が目下の人をねぎらう言葉）

●謙譲語

山本といいます	➡	山本と申します
お昼を食べる	➡	お昼をいただく
記録を見る	➡	記録を拝見する
ご自宅に行く	➡	ご自宅に伺う
控室にいます	➡	控室におります

●丁寧語

わかりました	➡	承知いたしました
ごめんなさい、すみません	➡	申し訳ありません
はい、わかりました	➡	はい、かしこまりました
どうですか？	➡	いかがですか？
お先です	➡	お先に失礼いたします
ここで待っていてください	➡	こちらで少々お待ちください

▶在宅医療・介護でよく使われている略語

ACP	アドバンス・ケア・プランニング（人生会議）	HOT	在宅酸素療法	
		ROM	関節可動域	
IC	インフォームド・コンセント	サ責	サービス提供責任者	
IV	静脈注射	生保	生活保護	
HPN	在宅中心静脈栄養法	特養	特別養護老人ホーム	

▶実践例：実習指導者に質問する場面

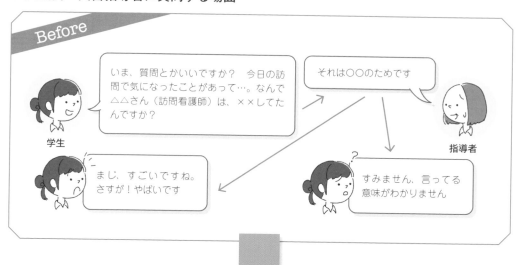

適切な言葉遣いにすると

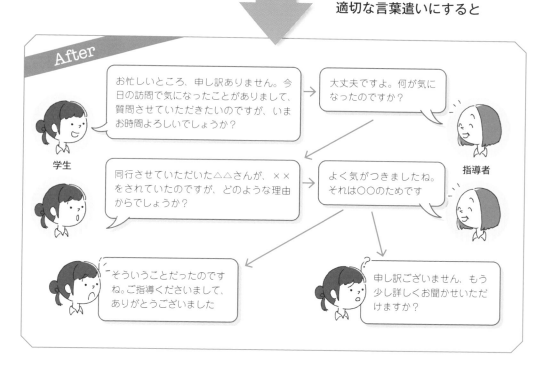

老健	老人保健施設	包括	地域包括支援センター
サ高住	サービス付き高齢者向け住宅	デイ	デイサービス
小多機	小規模多機能型居宅介護	在支診	在宅療養支援診療所
看多機	看護小規模多機能型居宅介護	地域密着	地域密着型サービス
社協	社会福祉協議会		

索引 ∙∙∙∙∙∙∙∙∙∙∙∙∙∙∙∙∙∙∙∙∙∙∙∙∙∙∙∙∙∙

編集・執筆者一覧 ……………………………………………………………

編集

尾﨑 章子（おざき・あきこ）
東北大学大学院医学系研究科教授

執筆者（五十音順）

大沼 由香（おおぬま・ゆか）　　第1部第4章3・5、第2部7・15・27
岩手保健医療大学看護学部教授

大橋 由基（おおはし・ゆうき）　第1部第4章1・第5章1・2、第2部5・6・20・23・24
洛和会音羽リハビリテーション病院看護主任

尾﨑 章子（おざき・あきこ）　　第1部第1章、第2部8・12・16・25・26、巻末付録③
東北大学大学院医学系研究科教授

角田 直枝（かくた・なおえ）　　第1部第5章3〜6、第2部11・21・29〜31
常磐大学看護学部教授

河野 あゆみ（こうの・あゆみ）　第1部第3章、第2部1・2・10・14・18・19・22
大阪公立大学看護学部地域包括ケア科学分野教授

其田 貴美枝（そのた・きみえ）　第1部第4章2、第2部3・4・9・17・28、巻末付録①
元・青森中央学院大学看護学部准教授

中村 順子（なかむら・よりこ）　第1部第2章・第4章4、第2部13
特定非営利活動法人ホームホスピス秋田理事長

………………………………………………………………………………

地域・在宅で活躍する先輩たち（巻末付録②、五十音順）

佐藤 春華（さとう・はるか）　LIC訪問看護リハビリステーション
瀧澤 晴海（たきざわ・はるみ）　KA訪問看護ステーション
中西 真理奈（なかにし・まりな）　みんなのかかりつけ訪問看護ステーション名古屋
平尾 佳奈（ひらお・かな）　鳥取県看護協会訪問看護ステーション

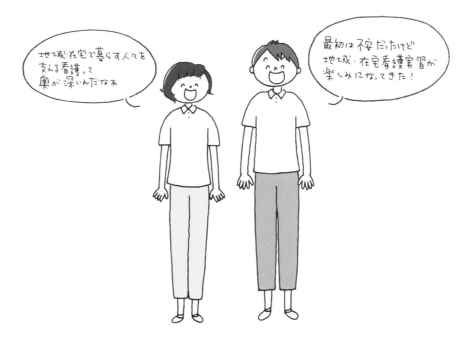

地域・在宅看護実習ハンドブック

2021 年 12 月 25 日　初版発行
2022 年 11 月 30 日　初版第 2 刷発行

編　　　集　　尾﨑章子
発　行　者　　荘村明彦
発　行　所　　中央法規出版株式会社
　　　　　　　〒 110-0016　東京都台東区台東 3-29-1　中央法規ビル
　　　　　　　TEL 03-6387-3196
　　　　　　　https://www.chuohoki.co.jp/

本文・装幀デザイン　　株式会社イオック
イラスト　　　　　　　赤川ちかこ・法師人央美
印刷・製本　　　　　　株式会社ルナテック

ISBN 978-4-8058-8389-1